思想觀念的帶動者

文化現象的觀察者

本土經驗的整理者

生命故事的關懷者

心靈工坊 PsyGarden

Holistic

探索身體，追求智性，呼喊靈性
攀向更高遠的意義與價值
是幸福，是恩典，更是內在心靈的基本需求
企求穿越回歸眞我的旅程

直到死亡貼近我

Let the Whole Thundering
World Come Home: A Memoir

●作者—娜妲莉・高柏（Natalie Goldberg）
●譯者—巫聿文

目錄

推薦序1

死亡貼近前的修行

朱全斌（作家、傳播學者）

人生有涯，再長壽的人也終需向世界告別，這件事我們都知道，但是一般人卻不會先做準備，在死亡來臨時，先思考該如何去面對它？

當一個人得了絕症，按照過去的道德標準，還認為應該要瞞著當事人，覺得讓他知道眞相是一件殘忍的事。但是，跟世界圓滿的告別可能跟好好活著是一樣重要的事，讓行將離開的人「死而無憾」，也許才是更道德的。

當一個人得了癌症，就好像被宣判了死刑。尤其當癌細胞被發現時，醫師都會告訴病人他是在第幾期，以及根據過去案例，對存活時間的推估，這有如定下了死期，無論長短，死神已在不遠處等待了。

娜妲莉．高柏是我認識已久的作家，她的《心靈寫作》一直是我在學校教授創意培養課程的教材，她用自由書寫當作修行、參禪的功課，透過單純的寫，不管好壞，不自我批判，把不停地寫作當作是通往潛意識世界尋求開悟的道路。她後來出版的《療癒寫作》，更進一步探究書寫與靈性啓迪間的關係，身為一位如此關注精神性存有的作家，我想她應該早就超脫生死了吧。然而說道理容易，生死之關眞的遇見了，要面對是多麼艱難。以娜妲莉．高柏在知性上的高度，當她在六十三歲時得知自己患了慢性淋巴細胞白血症之後，也跟尋常人一樣得一步一步地摸索出覺悟之道。在本書中，她不厭其煩地詳述了她在患病的前四年於生理及心理上各個階段的變化與轉折。和大多數的癌症病人一樣，高柏也是歷經了否認、抗拒、釋然、接受這樣的過程，十分辛酸，雖然目前病情已經得到控制，但是更重要的應該是她在靈性上的成長，因這才能帶來內心的平靜，讓她未來可以坦然面對大限的來臨。

作爲一個癌症病人，高柏在關係上也遭遇了嚴峻的考驗，因爲跟她在一起五年的親密伴侶玉光也同時患了乳癌，原來以爲會得到伴侶照顧的她，這時非但只能靠自己，對於玉光的病情也是愛莫能助，眞有「夫妻本是同林鳥，大難來時各自飛」的感慨。她提到在病中，兩人都變得極度自我中心，只能顧自己，已沒有餘力來關心愛人所受的苦。人終極是孤獨的，只能靠自己，高柏在病中更深刻體會到這一點。

對罹患重症的人來說，世界分隔成兩部分，一個是正常運轉的生活，一個是好像跟這一切均已無關的自己。在閱讀此書時，我常常想起四年前我在病床旁陪伴命在旦夕的妻子的時刻，原來生龍活虎熱愛生命的她，在極短的時間內就喪失了所有的行動力，我看著她卑微地承受這一切，原來只求可以看書寫字就很滿意了的她，在不到兩天的時間內，竟連吃飯的力氣都沒有了。生命如此的脆弱，看到高柏細訴病中那來自肉身以及孤寂心靈的苦，想到當時自己還怪罪妻子不肯努力抗癌，眞有無比的懊悔。

在死亡貼近的時候，病人會開始檢視並省思自己的一生。在本書中，高柏分享了許多她跟玉光原生家庭的故事，其中包括她們年輕的時候，父母親的人生，親人帶給他們的痛苦，以及她們與親人連結的狀態。透過書寫，高柏想追索出自己人生的意義，並跟所有的糾結達成和解，因爲她知道唯有如此才能在奔向死亡前安頓自己的心靈。我的妻子在臨終前只肯見家人不肯見朋友，她應該是想保持自己內心的純淨吧。在將後事交代完畢後，她忽然變得很平靜，同時將過去在乎的事都一一放下，這也是令我十分感到安慰的一件事。

高柏如實記錄自己抗癌的經過讓我想到了YR，她曾經是我指導的一位非常優秀的碩士生，在青春正盛的年紀不幸得了乳癌，對自我期許甚高的她勇敢地面對，每天透過部落格來記錄自己治療的經過，除了書寫自己對化療的反應，人際關係中產生的變化，過往飲食習慣的反省，割去乳房後的心境等，她甚至還貼出了殘缺胸部的照片，看了令人十分不捨。她曾跟我說，因爲病中實在無事可做，只有用這樣的方式來陪伴自己，另外也是想透過分享，能夠提醒並幫助到人，讓自己的不幸發揮一些正向的力量。

YR在病中仍勉力把自己的畢業製作完成，卻沒有力氣寫論文了。在病情惡化進而往生之後，我向校方申請仍然將碩士證書頒給她，這不光是肯定她夠格的專業成績，也是爲了表揚她在死亡逼近前展示的勇氣。很幸運地，因爲一種新藥，高柏的病情獲得了控制。她一本初衷，決定仍然要繼續不停地寫，因爲書寫就是她的修行。雖然我們無法知道死神何時會眞正到來，但是在與癌症共存的時光中，她在靈性上獲得的覺知可能已經讓她不必在意活到幾歲的那個數字了吧。

愛人不該隱形　病人不該躲藏：《直到死亡貼近我》的「病中見」

張亦絢（作家）

我得知疼愛我的親人長輩E罹患白血症，是十多年前的事。

一個大器的男人到兩個大器的女人

一知道，就哭了。這些年來，我的醫藥常識並沒有進步，但我記得，我們從台大醫院走出來，坐在二二八紀念公園，E宣布醫生診斷，他痊癒到可以不必服藥了——這是他一直努力的目標——我們趕緊用LINE聯絡E在英國的妻子，然後決定去吃點好的，慶祝一番。

E令我佩服的，不只是他接受病情的鎮靜，還包括在那段時間，他展現了對其他人實現自我的極大支持——到英國讀書一直是他妻子的夢想，不同於一般人以爲的，病人會導致身邊的人失去自我——E大大鼓勵妻子及時圓夢，應了E的妻子對我說的：「**我嫁了個大器的男人。**」當然，事情並不是都只有光明的一面。某次我們三人一起去看攝影展，E突然就難受得無法動彈。第一次目睹E因病受痛，我很害怕；E的妻子告訴我，有時候，就是會突然這樣。我感覺E彷彿在一個只有他自己的世界，只有他自己懂。藥也有副作用，這是爲什麼達到停藥標準是E在意的。他用心到也不錯過醫生爲癌症病友舉辦的座談會。那一天，我也去了，會後的小禮物如今也在——一如以往，E小小的睥睨我喜愛贈品的花邊性格；也一如以往，他寬容微笑。

所以，在打開《直到死亡貼近我》之前，我就知道，這不只是關於癌症病人的書，它也與我有關，是一本我眞實需要的書——我知道這病、我知道一般人有多麼不理解、我也知道書寫它會多麼具有啓發性。而我果然沒有失望。書中內容遠超過我對該主題的了解，除了我原就知道的「大器的男人」——《直到死亡貼近我》讓我們認識了「兩個大器的女人」。

低調酷妹與希臘悲劇

小娜（即本書作者娜妲莉．高柏）與玉光——有時我很想戲稱為「小娜」與「小玉」——因爲後者頗有櫻桃小丸子中的小玉之風：一個低調酷妹；而小娜則是情感比較外放的那一個。

獻給玉光（獻詞上的貝克欣）的小娜之作，以小娜的回憶爲主軸。但最動人心魄與催淚的，可以說，是全書有意識且有章法地，完成玉光，這個飄浪過香港、英國到紐約的亞裔程式設計師的身世肖像——小娜的技法是懸疑小說式的。偶爾她會拋出幾乎要誤導人的線索，之後再補充我們有所不知的資訊，而就在這兩者的交錯之間，撞擊出令人痛澈心扉的火光。讀到某些段落，我甚至忍不住讚歎：「這幾乎是希臘悲劇了。」

這裡我只摘錄一段「不影響劇情」的文字：「**她的孤獨成了她的家人，與她十分親密，她也了解它的一切，對它十分滿意。**」讀到小娜寫玉光「學生第二春」，在課堂上談莎士比亞《奧塞羅》一段，我更是感到難以自持——一方面因爲玉光「眞是個人物」！她的人格中，有著希臘學大家伊迪斯．漢彌爾頓所言：「**唯**

獨能忍受苦痛之靈魂之受苦，才是悲劇。」那樣的特質；但另方面，也得歸功於小娜樸素有力的筆法——我們常說「關心則亂」，但在《直到死亡貼近我》中，作者帶給讀者的享受（啊！也許只有接近過死亡的人會對享受一事能夠如此坦誠），卻經常是種「關心而不亂」的深沉美感。

愛人不該隱形　病人不該躲藏

從有點古老的《愛的故事》到《新不了情》，愛與病的關係，一直擁有特定的吸引力。且不論某些哲學大哉問，《直到死亡貼近我》除了好看之外，還給出了更為現代面貌的「病中情勢／事」。不只因為主角是兩位銀髮女同志，還因為它寫出了更為世俗與現實的課題。比如說，生病的不再只是單一配偶，而是結髮二人一前一後罹癌，兩種癌症算同病嗎？但就如小娜所言：「**每個人的癌症都不相同，即使它們的名字是一樣的。**」又比如說，隨著戀愛的高度自由與高齡化社會的來臨，人人都有幾個「前任」，在病榻之前，該如何處理？書中有段感人至深，讓我們看到「分際」與「慷慨」各有其重要性。《直到死亡貼近我》是眞正愛過的人才能有的實務心得——但以一種為美殉身的活潑優雅寫成。

愛人不該隱形，病人不該躲藏——我想說的不只是可見的形體，也包括了人們無形的思索、記憶與憂歡。《直到死亡貼近我》是使「病中見」變為承諾的奇書，「不見不散！」是它最美好的祝福。

推薦序3

死亡與修行書寫

葉嘉瑩（親赴美國參加娜妲莉・高柏工作坊、四季生命歷程性書寫帶領人）

許多討論死亡的書，分享的多是面對疾病我們該採取的方法、要如何保持正向的思維，或是如何應對死亡的到來。這次娜妲莉親身走進癌症，在死亡幽谷中探進，我以為她多年的禪修經驗與書寫，會讓她在一開始面對生命無常發生時，展現出深度接納的氣度與從容不迫和癌症、死亡同行的平靜，但，並非如此。娜妲莉以一如往常的誠實態度表述自身內在經驗的真實情緒：從驚恐、徬徨、猶疑、失去動力、然後又再回到風雨中，最後活在當下的寧靜。

《直到死亡貼近我》正是娜妲莉在面對癌症襲擊時，用多年的禪修、書寫和作畫來陪伴她貼近死亡的練習之作。我們跟隨她走進癌症帶來的暴風圈，如她所說，這段貼近且領悟死亡的旅程是無法催逼的，而是在醫院來回治療中、與她女友玉光共時罹癌的生活裡，以及影響她極深的已故片桐大師其教誨、作家西蒙文字的精神引領，與畫家皮耶死前繁花盛開的畫作內，彼此交織、回應如何面對死亡這個大哉問。娜妲莉透過書寫與禪修，慢慢地帶領我們看見死亡的樣貌與自身回應的態度。

二〇一七年的春天，我到聖塔菲參加娜妲莉的書寫工作坊。課堂上有個同學問她，「你現在還會每天書寫嗎？」娜妲莉被這個問題驚訝到，接著用她一貫的說話方式，徐徐地回覆他：「書寫和禪修就是我每天的練習，不論我是誰」。我們在書寫後，會唸自己的文字，娜妲莉誠懇且微笑地說，「你們會不會覺得，有的時候我怎麼可以寫出這麼爛的東西，如果你有這樣的想法，那是非常正常的，因爲我也常常覺得自己在寫廢話！」當我們在寫這些看似無關緊要的文字時，會寫著、寫著突然間出乎意料地流進一道心靈支流，在支流中有意想不到的好東西在那裡，你的筆會跟隨心靈帶領你發現那道支流，但別預期你會遇見支流，千萬別預期你會寫出什麼好東西！只要保持寫，就對了。

對於罹癌的這段旅程，娜妲莉說她一開始從沒想過要寫出一本關於死亡的書。這本書是她平時的書寫，寫著、寫著，她發現市面上鮮少有這樣貼近死亡時眞實的感受，以及如何回應死亡的書，所以她認爲將其經驗分享給世人是很重要的。原來驚恐、害怕、跟癌症討價還價在禪修書寫大師生命中也會發生，可是又如何透過書寫、禪修去安定自己那不安的心？我們不會永遠活著的，在死亡到來之前對生命的堅持又是什麼？這是一趟死亡的修行，沒有捷徑，是娜妲莉反覆練習才得以體會。像在課堂練習打坐時，娜妲莉總會提醒我們：「世界不在外面，而在你裡面，回來、回來，把錨定向安靜，接收一切。」

娜妲莉也告訴我們，很多人的職業不是作家，又爲何要不斷地練習書寫？書寫不是要寫出一本書、寫出重要的智慧，更多的是透過書寫，寫出已經知道的以及那尚未知道的。我們不會永遠活著，一個書寫的人不論他生命中體驗到的是挑戰或美好，在書寫中他會再次咀嚼、反芻，讓一切發生的經歷有了更細緻更柔軟的看見。而這本書帶領我看見的正是在生命的機緣中，會各自遇上生命情境裡的雷電交織，在那驚嚇中我們又如何讓整個心靈返家。

肉身有限，讓生命之花盛開

鄭美里（社區大學講師、寫作團體與讀書會帶領人）

書架上，娜妲莉・高柏的書好幾本站成了一排，即將加入的這一本《直到死亡貼近我》，我想應該會最薄，但內容卻最深刻、有重量。在這本探討死亡的書中，作者並未失去向來輕靈的筆調，但這一次她不再扮演循循善誘、想方設法帶人寫作的心靈導師，而是一個眞眞切切遭遇疾病凌遲的活生生的肉體，她沒有掩飾地讓讀者看見當她面對死亡迫近、與惡疾共處期間，她陷入了怎樣慌亂、恐懼、脆弱，甚至是不堪的模樣。而本書又不止於此，就像英文原書名《Let the Whole Thundering World Come Home》（直譯是「讓整個雷鳴般的世界回家」）所示，娜妲莉在書中不只記錄了罹病和治療期間滿布雷鳴的恐怖世界，也書寫了她如何安抵身心寧靜家園的這一過程，讓人讀來驚心動魄、心疼不已，卻也因跟隨著作者近身面對死亡、思索死亡，對生命有了更多的體悟和珍惜。

在前言中，娜妲莉自述寫作本書的緣起是開始癌症療程後，而這書原本完全不在她的寫作計畫中，事實上，在逃避癌症確診期間，她根本無法提筆寫作，只能藉著畫抽象畫表達自己所無法理解的一切。直到不再逃避治療的那個「點滴之夏」，她恢復書寫，在遠離健康者正常生活的世界，虛弱、疲憊的她躲在自己客廳的長沙發上，將癌症拋諸腦後，因爲寫作而進入「祥和的祕密小島」，而這些回憶的散文後來集成了《寫，在燦爛的春天》。至於《直到死亡貼近我》則在這之後，一方面是出於身爲作家的責任——「我仍須爲讀者記錄這一切……這也是生命的一部分。」此外，她也想藉由寫作幫助了解發生在自己身上的事，因爲她深知「凡我們所逃避的，其中必有能量。」身爲作家，「如果對苦難視而不見，寫作生命也將死亡。」

儘管承受身心巨大的折磨和痛苦，娜妲莉並不將疾病視爲一場戰爭或搏鬥，而視之爲人類生活的另一種面向，她探詢：「我能否身在其中，但不以勝利者之姿而是隨波逐流，變得更柔軟、更深入人類的同理心？」她好奇「疾病能否開啓愛，並將愛散放出去？」並自問：「我能否站在暴風雨中，讓全身溼透並默默承受，不管它將讓我進入生命或死亡？」全然的接受、覺知、在當下，這是禪修的鍛鍊，打坐和寫作修行多年的娜妲莉不同於所謂的抗癌鬥士，她所追尋、體現的是不同的智慧，是禪的包容和合一。雖然修行並不能讓娜妲莉免於病苦，她和一般人同樣經歷了癌症治療的整個辛苦過程——從懷疑到確診、從找醫生到決定治療方式，以及面對治療過程中的疼痛、不確定、可能的後遺症、癌症復發等一樣都不少；更慘的是她的同性伴侶不久後竟然也發現罹癌。生病、照顧、複雜的醫療處遇，原本就會讓親密關係增添考驗，更不用說兩人同時生病，六十多歲的娜妲莉和玉光兩人都是獨立、自主的女性，但同時身患重病也真夠嗆的！娜妲莉對於伴侶關係的描繪，沒有擦脂抹粉加以美化，而是如實書寫，讓我們看見了這當中是多麼不容易，自顧不暇的兩個人不因同病相憐而靠近，反而逐漸疏離、隔岸相望，娜妲莉這才驚覺「我們的身體必須從恐懼、從之前所經歷的猛烈攻擊中轉移出來，這是不能催逼也無法操控的。」

在本書裡，娜妲莉被死亡追著跑，她貪生怕死（誰又不是？），好幾次她吶喊：「我不想死！」而紙頁間除了疾病的陰影無所不在，事實上，作者花了非常多篇幅描寫食物，蛋糕、烤雞、冰淇淋……色香味漫過書頁，挑逗著讀者的味蕾，很明顯，娜妲莉是個吃貨，殆無疑義，光是從書末感謝名單第一段的一大串名字和食物，就反映出娜妲莉是個熱愛且擁抱生命、愛人也被愛的人。但，另一方面，她彷彿被死亡所魅惑，下定決心非得看清死亡的臉，因此她也追著死亡跑，從她造訪墓園的次數之多足以爲證。本書每一篇的篇首引文皆是關於她探訪心儀作家、畫家的墓園，向之道謝、致敬（通常會放上一顆小石子），這些墓園之旅像是旅遊文學的哲思小品文，也是娜妲莉思索生死的心靈之旅。

「**亡者能教生者什麼？**」第一篇的引文描寫造訪片桐師父的墓園時，娜妲莉如此提問；答案呢？「**他的死亡讓我明白，他與我是一體的。**」這話跟公案一樣，得自己參。不過，從她簡潔而具個人特色地介紹這些於今已長眠地底的創作者，我們得以跟隨而一窺這些創作者的精采生命，並見證了肉身必然的有限性，而更能體會思想／創作／心靈的無限。就像〈後記〉寫到她曾觀賞法國畫家波納爾於過世前一週畫的最後畫作〈杏花盛開〉，畫中開滿白花的樹光彩奪目，「**彷彿就要升空**」，面對「死亡迫近，人該如何活？」這一大哉問，娜妲莉說波納爾（以他的畫）答道：「**讓花盛開**。」這無疑也是娜妲莉的回答。

在我帶領寫作團體時，常引述娜妲莉所說：「作家的使命無非就是肯定人生的經驗，將之尋回，加以表達，不使湮沒。」這一次，即使是死亡這一艱難的主題，她依然做到了她的承諾，對我來說，她不只是我心中的寫作老師，更是生命的老師，透過這本書她教給我通過死、回看生，縱然死亡相隨，也要牢記：讓花盛開，能給就給。

---

1 註：《寫，在燦爛的春天》第八章〈再當學生〉一文文末，娜妲莉寫著：「**我不想死。……但死亡自會找上我……還有，就是這個想法：所有一切，給能就給。**」（頁141）

給貝克欣
獻上我的愛與感激

重複

對我說些美麗的事

聲音如何自我重複
那些往後斜的屋頂
就像音符，形成合唱的
聲浪

神奇的數字67
它能持續多久？
我們在這美麗之中還有
多少日子可活？

真實與虛假有一天
將互相衝撞
令那外殼破碎

時間如此稀少
唯詩歌得以留存
而山脈綿亙排列成貝多芬

對我說些愉快的事
在還未太遲之前

前言

在我稱之爲點滴之夏（爲了與我體內肆虐的癌細胞作戰而注入一連串化學藥劑）的那段時期，以及長期進出克里斯圖－聖文森地區癌症中心（Christus Saint Vincent Regional Cancer Center），在頻繁造訪的友人、疲憊感、高燒、悲傷及各種激烈情緒發作期間，我寫了本書。不是你現在讀的這本，而是《寫，在燦爛的春天》（*The Great Spring*），你可以把它當成現在這本書的後記。

那年春天，還沒開始作點滴化療注射前，我在逃避面對癌症確診的事實，完全未曾提筆寫作。我找不到能用來敘述這些經歷的語言。三月與四月時，我畫起抽象畫。在顏料、色彩和形狀構成的沉默中，試著表達深藏在意識底下自己所不了解的一切。當我放棄逃避，去做化療後，才再次開始寫作。

多年來，我有計畫地創作了一系列特定文章。當我沒力氣四處跑步時，或是無人來訪的漫長安靜午後，在我的客廳這令人愉快的監獄中，我坐在長沙發上，進入一個祥和的祕密小島。我將癌症拋在腦後，寫起網球[1]以及父親與我在後院玩球的往事。我集結了些之前發表過的文章，也從筆記本中找出一些新寫的——驚訝地發現有二〇〇八年總統大選期間在愛荷華州的經歷[2]，也有在班德利國家遺跡園區（Bandelier）尋找石獅祭壇而迷路的往事[3]。有些文章以禪修和寫作爲背景談論我如何生活；也有我前往日本、法國及德州弓城（Archer City）的紀錄。這本書顯露並確立了我少爲人知的一些面向。要是我死了（我對這些治療會有什麼效果完全沒概念），那麼至少我爲活過的時日留下了紀錄。或許我並未關注生命中的每一刻，但生命（酸澀的那個角落）這時回頭找上了我。

當我在寫作，多年的修行發揮作用時，靠的不是平常的堅決與動力，而是某種更平靜沉著的東西。在那些午後時光，當健康的人採買雜貨、跑步上山、去學校接小孩、等待交通燈號由紅轉綠時，我卻藉由遺忘、放下，以及做我所愛的事，在癌症的中央找到小小的勝利。罹患癌症並非生命的一切，就算正身歷其中也一樣。我想到盧西安·佛洛伊德（Lucian Freud），這位首屆一指的英國肖像畫家，幾年前以八十八歲高齡逝世時，就是畫到生命的最後一刻。死亡於他，從來是不值一顧之事。

寫這本書始於癌症療程之後。

我從未打算寫本關於癌症的書。我在鬼門關前轉了一圈，活了下來，懷抱著用寫作讓全美國開悟的目標。然而……

有這麼一種說法：**一個作家能活兩次**。我們先是活著，然後寫下我們活過什麼樣的日子。就像乳牛一樣，把吃下的飼料再咀嚼一次，作家也有第二次機會消化這些經驗。第二次生命就在筆記本中或在電腦螢幕前。對作家來說，這第二次通常才是眞正的生命，因爲它讓我們得以宣示自己的存在。

某次午餐時，一位朋友對我說，寫下我自己的罹病經歷，這有點太瘋狂了。「見好就收，好好過日子吧。妳這樣是再度刺激自己的身體。」

我將身子打直說：「我是個作家，作家就是幹這種事的。」

我想再一次大把攫取生命，並緊抓不放。我若略過其中粗糙、黑暗、痛苦的面向，那麼所得的必不眞實。另一句作家必須知道的箴言是：**凡我們所逃避的，其中**

必有能量。若是我對苦難視而不見，那麼我的寫作生命也將死亡。你不能退卻、躲避、拒絕承認。你就是得咬著牙反身回到那蒸騰熱浪中。如果我沒寫出這本書，那之後便再也寫不出任何一本書了。

再說，我也想了解自己身上發生了什麼事。當我身在癌症的世界中，我只想活下來。但「砰」地一聲，癌症確診擊倒了我。當事情一件接一件地來，粉碎了我曾自認擁有的沉著淡定——**醫院病房、診療程序、癌症中心、快速決定、從沒聽過的藥名**。但我仍須爲讀者記錄這一切：當你身處極端的病痛中，你所知的以及生命中的一切都被扔出窗外，連玻璃也砸得粉碎時——我要說的是：**我們並沒有瘋**。這也是生命的一部分。不要放棄。集中注意力。我們要把自己放大，直到足以容納這一切不可想像之事。我們之中有許多人（當然也包括我）會想像，在最後的時日中，平靜地躺在自己的床上，安詳地與親朋好友一一道別。祝你好運。因爲這種狀況極爲罕見。

我宛如孤絕地在一塊岩架上，尋找並需要聽見或讀到其他人都經歷過什麼，卻只能得到一些瑣碎的基本體驗。我想要像記錄他人一樣，記下自己的體驗，儘管每個人的狀況都各不相同。

對我來說這不是戰爭，不是某件需要搏鬥之事。疾病就是人類生活的另一種面向。我能否身在其中，但不以勝利者之姿而是隨波逐流，變得更柔軟、更深入人類的同理心？它能開啟愛嗎？並散放出去？我能否站在暴風雨中，讓全身溼透並默默承受，不管它將讓我進入生命或是死亡？

在古老的中國禪宗文字紀錄《從容錄》中，第三十六則公案是〈馬師不安〉。這則公案能讓我們反思，但不只是用邏輯，而是用我們的整個生命本質來思考。

馬大師不安。院主問：和尚近日尊候如何？

（馬祖禪師病重。當家和尚前來問候：大和尚近來身體如何？）

大師云：日面佛月面佛。

（馬祖禪師說：能作〔壽命一千八百歲的〕日面佛也好，或是〔壽命僅一日夜的〕月面佛也罷。）

不論硬幣的哪一面，都能讓我們覺悟。無論疾病或健康、光明或黑暗。在任何一種狀態下，我們都能發光發熱。

我們眞能做到如此嗎？

我動用作畫、書寫與禪修幫助自己回到正軌——我這一生都在練習這三件事。此時它們對我還有用嗎？

就在同時，永恆的眞理在我震驚的面孔前將門打開，我這五年來的伴侶玉光（Yu-kwan）[4]也將面對自己深沉的挑戰。她雖在我身邊，但疏遠而孤獨，玉光探過邊緣，窺見無盡的黑暗，踉蹌之中，撞上了發生在身體不同部位的另一種癌症。它殘酷地不請自來。她的細胞遭受重擊，成爲致命的惡性細胞。這本書寫的也是我們如何繼續同行卻也變得孤單。

沒有人能擺脫身上這些與疾病、衰老及死亡相關的基因。但願此書能助我等建立對於疾病的理解能力，並得以面對現實中我們遭遇的任何狀況。

1 譯註：見《寫，在燦爛的春天》中〈網球（寫給卡蒂）〉一文。

2 譯註：見《寫，在燦爛的春天》中〈愛荷華〉一文。

3 譯註：見《寫，在燦爛的春天》中〈歧途〉一文。

4 編註：作者女友貝克欣的中文名英譯爲「玉光」，爲尊重作者，本書依原文版使用「玉光」。

我們不會永遠活著

禪修訓練總是針對死亡喋喋不休。我們不會永遠活著、開悟、別浪費生命。不過禪宗的主張看起來太藝術化，也太遙遠。

為了尋找教導我禪修的片桐老師安厝骨灰之處，我一路來到日本的北田，再到濱臨日本海的退藏院。在一排得以顯示師承系譜的圓頂墓地中，我找到他的墓碑。

雨下得很大。我脫下兜帽，褪下雨衣，在溼漉的泥土地上拜了三拜，接著跪在他的墓碑前。我撥開額前滴著水的頭髮，雨水流下臉頰，我對師父說：「雖然晚了點，但我來了。」這時距他往生已經八年，而我無法說出能貼近他骨灰的感覺有多好。附近有兩株杜鵑、一叢山茶以及稻田。

我聽片桐說過這地方。多年來，這裡只有他師父與年輕的片桐在此維持這個寺院。當片桐告訴師父，說想前往美國，師父沒說什麼，但走在師父身後的年輕片桐，望著師父的背影，能看出他的孤獨。

追隨他的十二年間，我在愛默生大道上一棟二層雙併公寓住了六年，那裡離明尼蘇達禪修中心只有六條街遠，每日清晨四點四十五分，我從後巷進入中心，在禪堂中與佛壇前紋風不動的師父共同靜坐一小時。頭幾年，我沒什麼紀律，但日復一日，每天清晨他總會在那兒。「坐下，」他說，「每一刻永遠都要迴向一切有情眾生。」他的全心投入，讓我整個人從外到內深受感動。於是他成了我最好的寫作老師，激勵我在任何狀況下都要持續寫作。我學會勿因人類心靈中的各種奇特變化，如抗拒、惰性或倦怠而放棄。在這面對卡爾霍恩湖的簡單建築中、在明尼蘇達州中部、在這個國家的中央，我觸摸到生命的根本。

如今他已往生二十八年。每年我總有三、四次會夢見他死而復生，再次回來教導學生。夢中我總是太緊張，因此一開始不敢見他。然後我報名參加一次閉關，但意外睡過頭錯過早課，於是趕緊抓個粉紅坐墊加入早課。

在夢中我們從未再打照面，在我想像中，他臉部的皮膚緊繃——乾燥而黝黑，一如他在棺木中即將送去火葬前的樣子。然後我醒了。

亡者能教生者什麼？

我還活著，仍在生死分界的另一邊。他的死亡讓我明白，他與我是一體的。

1

我提早抵達我新出版小說的簽書會場地。那是一九九五年，我坐在道斯書店（Taos Book Shop）中，和幫我繪製封面的芭芭拉・薩林（Barbara Zaring）聊天。兩位年輕女子先後走進店門，她們剛從一個手相教學班出來，滿腦子新鮮的命理知識。其中一人執起我朋友瘦得見骨的手說：「妳的婚姻很幸福。」

我朋友頻頻點頭。

「而且從事創意工作。」她們接著又列舉幾件我確知為事實的細節。我大為驚訝。

輪到我了。其中一頭紅色長髮那位，低頭瞥見我的指節與小而尖細的手指頭，說：「妳病得很重。」

另一個女子也確認這點。她們甚至不需翻過我的手看掌紋。

我抽回雙手，藏在桌下。

如今，那久遠以前的黑暗預兆，它的陰影開始邁步前進。

＊　＊　＊

「妳的醫生打電話來，還留了訊息。」玉光坐在我對面說道。我剛結束在紐約州萊因貝克鎮一個閉關寫作的教學行程，在那裡，每天下午我和朋友溫蒂都在臥鋪式房間外的門廊上盡情說著故事。而我住在紐約市的新女友玉光，則在我們去另一個朋友處過週末前，北上來此與我會合。她要在萊因貝克短暫停留，我便打算去住她在紐約城裡的公寓。當時我們剛在一個露天咖啡廳坐下。

「我的醫生？她打來作什麼？」

「她要妳回電。」她遞上她的手機。

我撥打電話，等著醫生接聽時，我點的午餐——無花果佐莫札瑞拉乳酪披薩——上菜了，我立刻開吃。

醫生終於接起電話，開門見山就說：「有跡象顯示，妳得了慢性淋巴細胞白血病。」

白血病？我設法讓這個詞進入腦中，但也同時聽到了**死亡**。

「他們正在做進一步檢驗以便確認。」她解釋道。

我想把披薩吃完，並好好享受與玉光分別前兩人共處的短暫時光。但醫生剛才的話像顆發酸的牙在舌尖上打轉。**我不能得白血病——我甚至不確定那是什麼東西。**

那天晚上我開車從鋸木廠河大道接上哈德遜大道，轉錯了幾個彎後，發現自己身在布朗克斯區一個破落地帶，而且快沒油了。我得離開這裡。街角有個週五夜間仍有營業的埃索加油站。所有加油機都有人，後面並排著等待加油的車輛。兩個男人走出加油站，各抱著一箱香菸。有個女人站在人行道邊，深深吸了口菸，一隻涼鞋內的腳趾蜷曲著。空氣在振動，我跟在一輛收音機放著刺耳嘻哈音樂的敞篷車後面，緩緩開向一座加油機。嘻哈音樂並不刺耳，那只是快速行進的重拍與短拍，刺耳的是我內心的尖叫。**我可能得了白血病。**我迷了路，而且油箱空了。加油機另一邊有個留山羊鬍、頭戴藍色棒球帽的男人。我問他：「我要怎麼開回上西城——曼哈頓？」

他的表情頗愉快。他知道路而且願意幫忙：「往前開到第二個紅綠燈口，左轉。再開到下一個紅綠燈口，右轉。然後就會看到交流道標誌……」

我把該轉彎的地方複述一遍，接著再說一遍。

他點頭頭，對我豎起拇指。過去這些年，我想起他好多次。知道方向是件好事。

時近午夜，一片街燈亮起。我租來的小車接進右邊車道，開上通往大蘋果之城的弧形公路。

我沒打開隨身行李，就這麼放在玉光公寓裡的餐廳地板上。那一夜我無法入睡。我穿著發皺的衣服，不斷從這把椅子換坐到另一把椅子，從頭到尾沒有開燈，望著窗外生氣勃勃的霓虹燈與黃色計程車，最後脫得一絲不掛直接躺在床罩上，聆聽永不止息的車流嘈雜聲。

當一道光痕劃過黑暗天際，我抱著最微小的希望祈禱，期盼最後的檢驗結果是陰性。

＊＊＊

一九九〇年，我的禪修老師在一整年間進出不同醫院並做了數次化療後，死於淋巴癌。最後那幾個星期，他躺在床上，幾乎無法翻身。每天夜裡會有個學生坐在床邊陪他，而不可逆轉的冰冷，在他身上緩緩蔓延。

三月一日。我飛抵明尼亞波利斯（Minneapolis）時已近傍晚，他已在幾小時前往生。白色的三層禪修中心對面是彷彿帶著憂思的灰色湖泊。樹上的枝椏至少還得再禿上六個星期。

他已被安置於禪堂。這是我頭一次親眼目睹的遺體。直到火化前，我們就坐在那裡陪了他三天。

我雖修習佛教禪宗，但古老的家族信仰從未遠離。在猶太教，你必須於二十四小時內將遺體下葬。我在一具遺體旁坐上這麼長時間，以此抗拒我出身的文化對我的要求。沒有了他，我極度疲憊而失落。過去十二年來，我們共同深入修習。你要如何解決一個對你如此重要之人的死亡這個問題？你解決不了。

老師往生兩個月後，我投入一場長達十個月的爆炸式狂野性愛關係。每當我們吵架，我便彎著身子，哭得像地面都要被我哭裂。我知道這不是這段關係造成的。

這爆發出的悲痛——漫長、深沉、古老、超越此生。我的損失巨大無匹。我被扯向兩個不同方向：一邊是狂躁又令人神迷的混亂性愛，對上的另一邊則是朝著內心猛力拉扯直到毀滅，直到所有一切的盡頭。

進入這段新關係兩個月後，我發現左耳後有三道長長的痕跡——是蜘蛛的咬痕？——之後我整個人都變得虛弱，便去看醫生。

「帶狀皰疹。」他作出宣判。

「那是什麼？」

他解釋道，這是一種因壓力造成的神經感染。不用特別處理，它會自己消失。

這場病的根源還潛伏著其他東西：這些年來我一直未曾放下的，當年離婚時的壓力。在我三十出頭時，由於無法克服的悲傷，我狂吃了整整兩年——大半都是巧克力可頌和巧克力碎片餅乾。街角咖啡館剛出爐的可頌與餅乾看起來如此華美而豐盛。那香味有如女妖賽蓮的歌聲，緩緩滲入客人埋頭於報紙與筆記本的空間（我便是每天在此寫下我的悲傷）。但就像我的禪修老師，這地方也是許久前就不存在了。

如今我六十三歲，發現自己得了癌症。四十二歲時，我覺得身體有些不對勁。但二十多年來沒人能找出任何原因。也許是慢性疲勞？或是傳染性單核白血球增生症？只要聽說任何名醫，我就去掛號看診。「妳的血液運作正常——只是白血球數量有點高。可能只是最近感冒或發燒的關係。」於是我點點頭，收起我可能已神祕痊癒的潛在希望，然後離開。

爲什麼我覺得自己病了？我寫書、健行、在這個國家四處教課。我不是憂鬱症患者。但每年冬天照例發燒感冒時：不管打不打疫苗，我的朋友兩星期便能康復，我卻都得五個星期才下得了床。只要空氣中有任何病源，我一定都碰得到。我好像身在某種邊緣，彷彿我的免疫系統已經薄到變得透明。

最後，我終於明白，是離婚與死亡的雙重壓力，爲這場大病在接下來二十多年間先在血液裡暗中摸索、接著透過血管四處航行，最後對我的猛然一擊鋪好道路。它在我的免疫系統中找到一道裂口，鑽了進來、找到安頓處、不聲不響但耐心十足，從我四十來歲起，直到五十歲甚至六十歲出頭。

2

那是星期三早上，剛做完臉的我——臉頰泛著乳霜的清香，所有毛孔乾乾淨淨——坐在停車場裡我的藍色富豪（Volvo）老車上，打電話到聖塔菲（Santa Fe）的癌症中心，說服一位腫瘤科醫師幫我看檢查報告。因爲我指名要找的醫師正在休假，但其他人都不願告訴我血液檢測結果。而他說：「當然，我可以幫妳看看。」再回到線上後，他說：「是陽性，慢性淋巴細胞白血病。」

「什麼？」

「是眞的。這沒什麼。現在只是第零期[1]。沒什麼好擔心。等妳的醫生下週回來上班後再約診就行了。」

我掛斷電話，坐在這荒涼的場地，望向一塊棕色土丘。一輛本田謳歌（Acura）停在我的車旁。我插進鑰匙發動車子，打進倒車檔，滑出停車位。

那天剩下的時間我做了什麼？我不記得了。這個消息，像隻野生動物，在我身後一百步外尾隨著。我想對牠視而不見，麻木地拒斥牠。不是這樣。這世界不該是這樣。

那麼，這世界，該是什麼樣子？我想要的是，死亡像一通從遠處打來的電話。我想等到適當時機再與死亡打交道——比如我八十或九十來歲的時候。

那一夜，我坐在客廳，穿著夏季棉布睡衣打電話給朋友們，對他們說我的診斷結果。許多朋友一掛斷電話便立刻用Google研究起相關資料。

艾迪與瑪莉不一樣。他們從一家我們經常相約吃飯的餐廳打來：「我們在想，應該帶個巧克力鍋去找妳。」

「不，我不要，但你們過來吧。」

瑪莉重複剛才的提議，通常我很愛這甜點的。

「不了，我眞的不想吃。」

他們過來時，八月底的夕陽斜照在後門廊。他們坐長沙發，我坐在他們對面的椅子上。要說什麼呢？身爲護士的瑪莉這時提醒我，這癌症還只是第零期。「是啊，但它不會永遠停在那裡。」

* * *

一九七九年，一位禪修同學在舊金山街上遭人殺害，年僅二十二歲。片桐老師告誡我們：「人類覺得他們喜歡——到老年時才死去。但那只是一個信念。我們不知道我們的死亡哪時會來。現在，克里斯的死亡來了。」

克里斯全名爲克里斯・波西格（Chris Pirsig），他是寫出廣受喜愛的《禪與摩托車維修的藝術》（*Zen and the Art of Motorcycle Maintenance*）[2]一書的作家羅伯特・波西格之子。這本書基本上就是寫出作者與年幼的兒子克里斯騎摩托車從明尼亞波利斯到舊金山的旅程。克里斯遇劫被刺傷而死時是十一月中。片桐老師作出這番宣示後的一次閉關中，休息時我仍在禪堂後面堅持用功。我從沒聽過像老師所說的這番話——當然，他說的都是眞的。人會在任何年紀死亡。直到死亡貼近我前，我從未忘記這點。

* * *

禪修訓練總是針對死亡喋喋不休。我們不會永遠活著、開悟、別浪費生命。不過禪宗的主張看起來太藝術化，也太遙遠。

我深深認知到人類正在越南、在伊拉克、在世界各地死去。我能深思並感覺到正慘痛而劇烈消融的疆界、對一切眾生的憐憫、緊密關係的永恆。那都很好。然後是癌症——這死亡的珍品——進入我這具獨立的軀體。突然間我失去與一切事物的連結、即將消逝——永遠不被察覺、被忽略無視、迷失在無盡的時間之中。

我從癌症倖存者那裡聽到的，總是他們如何打贏這場勝仗。我知道他們是想鼓勵我，但這卻只讓我更覺孤單。我想聽到的，是他們在這深深的恐懼之池中，還沒脫困之前經歷的一切。

我第一次接受的幫助來自一位名叫蘇的波士頓女子。秋天時我前往聖塔菲北方的拉馬德拉（La Madera），在一組剛建成的小屋群中參加一次三天單獨閉關。她在那裡是爲協助興建這些小屋。她曾是一位東岸的企業主管，十五年前診斷出得了乳癌，兩個乳房都有。她的生命因此一片混亂。她提了離職，最後加入一位安提阿學院的老友行列來建造這些絢麗的小屋。她的丈夫與孩子還住在波士頓，她則兩地往返。

她幫我安置行李時，我告訴她，我有多害怕。雖然她的癌症已是多年前的往事，但那陳年恐懼仍能對她產生影響。她放下手上的箱子，打了個顫，然後對我說起她與癌症交手頭半年的往事。「每一樣能做的檢查，出來的結果都是陽性。」

她的分享很有幫助。我不再因感覺自己變得粉碎而覺得有多瘋狂。

每天兩次，我詠唱〈慈心頌〉（Loving-kindness Chant）[3]的禱文、在她所建的土堤上冥想、躍入一個滿是野鴨的水塘。氣溫剛是需要穿毛衣的時候，光線低斜但仍充足。**願我能傾聽並仁慈迎向我的不安與苦惱……願我能以同情與理解接納他人……**

我離開時，留了一份唱誦的經祈禱文給蘇。

我試著尋找詞彙，好向兩、三個朋友形容我的情緒。除非我說出口，否則關於我所經歷的一切，沒人能有一點概念。而困難之處就在於，要相信有人能夠理解，即便在**我**自己都不了解之時。

＊＊＊

尙恩從道斯鎭打電話來：「我想我能明白妳的感覺。還記得十年前，我得了甲狀腺失調嗎？醫生靠過來，把一根針扎在我喉嚨上，那個部位很脆弱，當時我很勇敢，緊握住譚妮亞的手，但醫生一走出房間，我就像個五歲小孩嗚嗚哭起來。我崩潰了。」他頓了一下，「然後醫生又回來說：『我們得再打一針。剛才的劑量不足。』」

即使透過電話，我都能感覺到尙恩肩膀的顫動。我說：「難怪，我那時還想，怎麼你的反應像天塌下來似的。我以爲你只要吃藥就會好的。」

1　譯註：意指癌症病發的最早期，癌細胞仍在原位，不會轉移，因此預後良好。

2　譯註：此爲二〇一三年中文新譯本書名，舊譯本名爲《萬里任禪遊》。

3　譯註：以佛教《慈經》（亦稱《慈心應作經》）爲基礎所發展出的禪修方式。〈慈心頌〉是新墨西哥州聖塔菲市烏波野禪修中心的梅莉．史考特禪師以《慈經》內容加上自己的創作所改寫的祈禱文。

3

我們（我和多年好友安妮．路易斯及玉光）去見了那位從曼哈頓來此短期駐院的腫瘤科醫師。玉光要我去紐約，她堅持那裡才有最好的醫師與醫療照護。她無法想像新墨西哥州這種窮鄉僻壞也有好醫生。我告訴她，不，我要找就在我家附近的醫生——況且新墨西哥也有一堆好醫生。

「我怎麼會生這個病？」我問腫瘤科醫師。

「我們也不知道。妳住的地方靠近噴灑過殺蟲劑的田野嗎？」

「我不知道。」

「有人正沿著內布拉斯加州的普拉特河（Platte River）進行研究。那個地區的所有雨水最後都匯入那條河中。河裡滿是流入的殺蟲劑與肥料，那根本就是一條癌症通道。普拉特河沿岸有很高比例的居民得了像妳這樣的癌症。」

「我愛內布拉斯加。」我對這地方的興趣大過科學。

她已對我的血液做進一步檢驗，並確定我帶有遺傳標識（genetic marker）[4]，天知道這是什麼意思。

最後她說：「現在這時候什麼都做不了。妳只要一年來做兩次體檢並驗血就好。」

我從來沒再回去。*回去幹嘛？*我心想：*我還在第零期。*

＊＊＊

在慢性淋巴細胞白血病第零期的第一年，我只對少數幾個人說過這件事。部分是因爲我只想要癌症離開。部分是因我專注於傳播寫作修行這個任務，以便對人們展示，你可以信任並與自己的心靈維持良好關係，也對自己的人生經驗有自信。寫作是一種人權，要接受我們所看、所想、所感。

我要每個人在這偉大的生命中活躍起來。我用對此事的熱誠，無視自己必將死亡這一事實。我無法面對自己的疾病與死亡，而結果就是我在某種細胞層次或無意識狀態下變得更草率、更緊繃、更激動，同時也更脆弱——不成熟，這算是相當接近事實了。

二〇一一年，我在帶一個有三十位學生的寫作加強班。一年之中，我們一季見一次面，其他時間，學生就自行寫作。我們在見面共同練習時變得很親密，我們靜坐冥想，練習慢步行禪。與彼此共同寫作、進食時靜默不語。而在社交瑣事與例行的固定交談外，我們便落入一種默然的覺察與親密感中。

很快地，當我得知自己的神祕白血病時，秋季聚會也到來了。那個星期到了中途，我們的狀態十分諧調。最後兩天，我們在禪堂練習行禪時，每一次我經過陶樂蒂亞，就聽見她在呼吸聲下喃喃自語：**別死，別死**。我的背脊頓時一陣顫慄。

陶樂蒂亞對我的醫療狀況一無所知，但到了練習的延伸時段，彼此間的界限逐漸消融，我們也在無意識層次上理解了彼此糾結的苦惱與卓越之處。

每當我出現而她喃喃唸著那個句子，我這個世系的一長串師父便與我產生共鳴。我不要她（或我的任何學生）遭受片桐老師死時我所受過的苦。而我，到了某個時間，當然會離開，這點無庸置疑，無論我用什麼樣的形式否定。

當我用大半力氣無視癌症確診，不願回身進入這個嶄新且更巨大的事實，這只顯示了我有多愛這整個生命。我甚至也愛清晨五點開往阿布奎基機場時，那一路暢通、途經開闊乾燥平頂山的漫長車程；在機場排安檢隊伍時彎身解鞋帶、脫外套，然後到另一邊再全部穿回去。我愛教學、也愛學生（甚至那些難教、難相處的）、愛筆劃過紙面的聲音。我的熱忱常讓我度過不眠之夜，但我仍舊喜愛筋疲力竭之際的健走、在皮包裡找到飛機上的小包花生、冗長的航程、我因學生不再親近或在乎文學而發的抱怨與牢騷。不管生不生病，我都有能量應付更多。但癌症到底是從哪來的？

在片桐老師的指導下，我受過完整訓練。**跳下去，別找藉口。發揮你生命的力量。任何狀況下都要堅持不懈。**禪修給了我工具，修行讓我進入光亮之中，爲一切有情眾生服務。眞的，我們曾在石頭上靜坐許多許多個小時，但就是這份平靜啓動我生命的力量。我曾來到一個死氣沉沉的傳統郊區小鎮，然而修行之火燒掉了披在我背上拘束著我的斗篷。禪修讓我們知道，我們已經自由，我們只需要單純做回自己，但怎樣才能做到？在明尼蘇達州那個冰冷的禪堂中，我學到了該怎麼做。我被傳授了行動的工具。

但我仍舊不知該如何轉過一百八十度面向未知，那片眞空。癌症要求我的，就是讓這浩瀚無際的世界回家，要我接受人類生命的恐怖與未知——以及死亡。禪修教給我的也是這些，但我沒準備好接收這一切。

4　譯註：染色體上的一種基因或DNA序列，可被用於鑑定生物個體或物種。但也可能是因基因組基因座中的突變或改變而產生。

這曾是我的生命

我去，你留，兩個秋天。這首俳句讓我全身一陣戰慄。這一刻，死亡擊潰所有防衛，感覺近在咫尺。我曾在這裡。這曾是我的生命。

卡森．麥卡勒斯（Carson McCullers）在喬治亞州哥倫布市長大。我參觀了她的童年故居——如今已由哥倫布州立大學改建為她的個人博物館。我到了市區，先問一位年輕的藥妝店店員，接著問一位服裝店銷售員有沒有讀過她的作品，他們搖搖頭，沒有。

「你讀本地的哥倫布高中嗎？」

「是啊。但從來沒聽過她。」

在歐洲，她被公認與海明威及費茲傑羅齊名。在所有作家裡，她對我是最重要的一位。我們在長島上九年級凱特先生的英文課時讀到《傷心咖啡館之歌》（*The Ballad of the Sad Café*），這故事我永遠無法忘懷。但她離開了家鄉——這個小城會在你身上留下印記，不管後來你多成功，它永遠無法原諒你的離去。

同樣地，在她晚年，大約一九六〇年代初期，她把所有文件與作品原稿捐給哥倫布公共圖書館，但附加一項條款：必須允許黑人使用這座公共設施。而這點，也同樣令當地人無法接受。

我也造訪了她在紐約州尼亞克村（Nyack）的墓地，又是一個小鎮，只是這在紐約市北方，哈德遜河旁。我常造訪自己欣賞的作家與畫家的墓地，一來是為致意，二來是為確認我們共同的生命終點，再來就是或許附近有他們留下的蹤跡。我想讓他們知道，在這冷酷的世界，他們所做的一切是有意義的。這是我發自內心的感激。麥卡勒斯生前最後二十年都在尼亞克村與母親同住，大半時間她雖在病中，但仍筆耕不輟，作品中處處籠罩著美國深南方[1]的影子。我到後來（她過世五十年後）才知道一件被我們的社會埋藏多年的事，那就是，在尼亞克村所有關於麥卡勒斯的資訊中都能讀到的瑪莉・莫瑟醫師（Dr. Mray Mercer），其實也是她的親密伴侶。

某天中午，一輛黑色長型禮車停在麥卡勒斯的三層樓白屋前方，下車的是伊薩克・狄尼森（Isak Dinesen）[2]、瑪麗蓮・夢露（Marilyn Monroe）與她丈夫亞瑟・米勒（Arthur Miller）。伊薩克・狄尼森在這趟美國之旅中指名想見的只有兩人，一個就是作家麥卡勒斯，另一個就是這位女演員夢露。這位偉大的丹麥作家堅持只吃三樣東西，因此這頓午餐的菜色便是：白葡萄、白酒以及白扇貝。

我站在麥卡勒斯的墓前，她母親就葬在旁邊，這是一座小丘，遠處有條河。我讀著她的粉紅大理石墓碑，上面記錄著她的名字及兩個重要日期：她的出生年月日，以及一九六七年她於五十歲過世時的日期。我想到：一九六四年我在中學讀她的小說時，她還活著。

「謝謝妳。」我帶著敬畏悄聲地說。我在她的墓上放了塊附近找到的小石頭。我曾經在這裡。我伸出手橫跨歲月（也跨越生與死）說：「妳的作品對我太重要了。」

艾德華．霍普（Edward Hopper）[3]的墓地及童年故居也在尼亞克村，就在這附近，但我沒特別去找。雖然我喜愛他的畫作，但現在不是時候。我不想稀釋了這趟奇特的旅程。

1 譯註：深南方（Deep South），通常是指美國南方的阿拉巴馬、喬治亞、路易斯安納、密西西比、南卡羅來納及佛羅里達州。

2 譯註：伊薩克·狄尼森（Isak Dinesen, 1885-1962），丹麥知名小說家，主要以英文寫作，代表作爲曾被改編爲電影的《芭比的盛宴》及《遠離非洲》。

3 譯註：艾德華·霍普（Edward Hopper, 1885-1967），美國現代畫家，作品以特殊的光影呈現方式，以及表現寂寥的美國當代生活而著名。

4

二〇一三年十月下旬，我隨烏波野禪修中心（Upaya Zen Center）[4]一同前往日本待上一個月。其中一位導師瓊．哈里法克斯發著高燒從印度前來。我一直與她保持距離，並對自己能設法避免染病感到驕傲。這時我可禁不起大病一場。

我在感恩節前的週日深夜回到家，然後睡到週一清晨。當我醒來走進廚房，已爲我工作十年的清潔婦法蘭西絲正在打掃。我正要上前向她打招呼——腳步卻在路徑上定住不動。她正在咳嗽，顯然得了天氣初轉涼後便在新墨西哥州肆虐的流感。

我隔著一段距離說：「回家吧，法蘭西絲。別管打掃的事，妳生病了。」

她抓起外套和支票便走出門外。

三天後，我也因同一場流感而倒下。因爲她已碰過廚房裡的每一吋地方，這下我要避也無從避起。

這流感進入我的身體，而且不想離開。從三週延續成四、五、六週。我掙扎著下了床，又隨即倒在椅子上。新年來了又去，我卻未曾好轉。

我向初級門診醫師詢問有沒有好的腫瘤科醫師，然後約診。

這是我第二次拉開一扇旁邊牆面上寫著「癌症」的門。玉光在我身邊。她現在住在聖塔菲，就在我住處三公里外我的舊藝術工作室。我們都受夠了在兩地間頻繁飛行往返，而且我覺得，在曼哈頓住了三十年後，到新墨西哥州對她來說也算是場冒險。我常想到她在紐約市的那些積了灰的深色家具。原本的計畫是她會在聖塔菲待上一半的時間，但她越來越少回那大城市。她沒有時間。因爲我得帶她去看阿比丘（Abiquiú）的紅色丘陵、希曼茲（Jemez）溫泉、乳牛和原野上的鹿。她還得品嚐炸乳酪裹青椒（chiles rellenos）、墨西哥捲餅（burritos）、玉米餅（tacos）——完全的新墨西哥風格——她又怎能錯過日落、青綠的棉白楊，或是雪落在桑格雷克里斯托山（Sangre de Cristos）的松樹與刺柏上的景象。

這次這位腫瘤科醫師和善、溫暖而開朗，並且願意回答任何問題。她告訴我們，事實上，能增強免疫力的東西，也會同時滋養癌細胞，讓它藉此成長。你能說出口的，像是紫錐菊、酯化維生素C、白毛茛、奧沙根（osha root）、橄欖葉、鋅、牛至、中醫草藥、順勢療法藥物等，我得流感時都會用過，就跟我朋友一樣，只是我從不了解爲何這些東西在我身上不像對我朋友一樣有用。而我最後就只是花了一大筆錢。

醫師觸碰我的頸部、腋下、鼠蹊。淋巴結沒有變大。我在夜裡不會盜汗。這樣很好，沒有外顯症狀。白血球數量一如往常的高，但沒有其他值得警戒的現象。醫師說我一定還在第零期。然後我提到我有腸躁症。

「或許我們可以做個電腦斷層掃描，」她說，「檢查一下是不是有什麼我們沒發現的東西。」

一星期後我一個人去複診。我很確定掃描結果不會有什麼東西。

這位腫瘤專家，魯道夫醫師說：「掃描顯示，妳的腹主動脈周圍有一圈腫大的淋巴結。」

我得的癌症是慢性淋巴細胞白血病，而整個人體都是淋巴系統的擴展範圍。也就是說我的癌症有極大的領域可以現身與停駐——並且還能乘著我的血液四處旅行。

「爲什麼癌細胞會出現在那裡？」我問道。

「現在還只是理論，我們認爲，它會從最初現身的地方，也就是最虛弱的地方開始攻擊。」我想像著過去這些年在咖啡館吃過的餅乾。「我擔心這些淋巴結會繼續長大，它們有可能會截斷流向妳腿部的血液。」

「那我還在第零期嗎？」我緊抓著過往的光輝問道。

「我只能說妳現在已經是第一期了。」

我要聽的就是這個。「那在國內要治療白血病，誰是最好的腫瘤科醫師？」

她告訴我：「是安德森癌症中心的厄文·白金翰。」她補上一句：「妳不可能約到診的。」

「我會約到的。」至少我還知道如何機警和專注地行動。

第二天早上，我打給任何與休士頓或德州或與醫學世界有任何一點點微不足道關係的人。**想一想，小娜，妳還認識哪個人？**我聯絡的所有人都沒有我所需的清楚線索，但他們都說會盡他們所能幫忙。

那天下午三點，電話響起。是白金翰醫師的接待員打來的：「白金翰醫師想和妳約下週五看診。」

「我會到的。」而我完全不知是誰幫我打通了關節。

＊＊＊

玉光和我飛了過去。這時還是二月，但德州很溫暖，空氣清爽，枝頭上的新芽蓄勢待發。清晨六點半，有輛接駁車從飯店載我們過去。我們想用走的，但安德森癌症中心的規模儼然是個小城，我們自己去的話一定會迷路。

車上還有另外三對伴侶。他們已是老手，對這趟清晨之旅早就輕車熟路。我看向他們。堪薩斯州來的那對明顯得了癌症。那男人的臉孔瘦削而扭曲，右手在顫抖，眼神萎靡不振。他把頭往後倒靠著車窗，而他的妻子試著爲他打氣：「我們來的地方現在正在下雪呢。」意思就是：**這地方好多了**。不，事情不是這樣。她知道，我們也全都知道。

走廊上燈光大亮，就連這棟建築老舊那側搖搖晃晃的電梯也十分耀眼。我看向玉光，她在燈光下成了綠色調。

我們走進大樓新建的延伸側翼，不知會通往哪裡。

終於，我們來到正確的接待櫃前，我拿著一個iPad填寫上面的表格。我自己沒有iPad或iPhone，我掙扎著用那怪異的鍵盤回答簡單的問題，例如姓名、地址、出生日期。我把某個字母重複打了兩次，又得刪去一個。這樣的模式持續到玉光受不了而從我手上搶走，並說：「我來。」

玉光今天盛裝出席，她已先對這位首席專家白金翰醫師研究了一番。她看了他的講學影片，對我說我們對他要尊敬點。但我並未盛裝打扮。

一位頭髮灰白，年約七十的男士穿過大廳走來。玉光從椅子上一躍而起，彷彿認出對方正是滾石樂團的主唱米克．傑格。「白金翰醫師！」

她的熱情令他大吃一驚，便一把抓著她，接著他們用力擁抱久久不放。

「等一下，我才是病人。」我也跳起來並擁抱他。

他往後退開，說道：「等一下我就看妳。」接著他便消失在其中一扇米黃色門扉後方。

幾分鐘後，我們身在他的小辦公室裡。他還有個同事，是個有英國口音的住院醫師。很顯然，他也想與這位明星醫師搭上關係。但此時在我心裡他只是個小跟班。我得了癌症，而且長途跋涉來到休士頓，不想見到一個緊張且經驗不足，但崇拜白金翰，會因爲他的一聲讚美而手舞足蹈的年輕醫師。但我仍然讓他在他的導師面前檢查我的身體，賣弄他看來不甚充足的知識。

這次檢查很快。接著兩位醫師又想讓我立刻開始做一種新的單株抗體治療——這是一種直接針對癌細胞而非整個免疫系統的標靶療法。

這個治療共有十二個療程，前八個療程是每週一次，接下來四次就是一個月一次。「接下來兩年妳的症狀會緩解，」他說，「然後妳就要準備服用抗B細胞淋巴瘤的藥物伊魯替尼（Ibrutinib）。這是我們針對年長者的標準療法。」

「等一下，我沒那麼老，我才六十六歲。」

他們解釋道，在癌症的世界裡，任何六十五歲或更年長者都被視爲老人，因此必須用更溫和的治療方法。他們說，重要的是要盡可能避免化療，因爲這會擊垮整個免疫系統。接著白金翰醫師說：「我們要妳立刻開始治療。」

我搖搖頭：「我來這裡是尋求醫療意見，不是來開始任何東西的。」

白金翰醫師看來十分堅定：「我們擔心那圈腫大的淋巴結會封閉下方的主動

脈。」

壓力與恐懼立刻開始互相角力，沒時間思考了。

小跟班醫師給我一張二十顆強體松的處方箋。「今天晚上就開始吃，然後明天就開始療程。」

「我想先看我的血液檢查報告。」我原本以爲今天的計畫是看完診後，前往走廊另一頭的檢驗室，然後從我細窄的血管裡抽個二十管血出來的。

白金翰醫師點點頭：「也行。但我的建議仍然有效，妳決定之後告訴我辦公室的人吧。」

抽完血後，我得去見五種不同的社工、職員和行政助理。接近傍晚時，我們才從這團騷動與混亂深處走出。

當晚在飯店房間，玉光研究了這種新療法，它的名字根本不可能有人能唸出來。而它有一長串可能的副作用。

我很平靜，一面斷斷續續與我在明尼蘇達州的醫生朋友凱洛說話。她正針對我的癌症與白金翰醫師的建議療法找出大量資料作研究。

問題就是，我該明天就開始治療嗎？往後一個月內，我有兩本書的平裝版就要上市，而且計劃與多年來的學生在亞特蘭大碰面，去馬丁・路德・金恩的墓前靜坐。接著我要在北卡羅萊納州展開一趟特殊的書店巡迴簽書會。再一個月後我還要前往法國。

我向飯店巨大的窗外凝望，然後讓自己倒在床上，瞪著天花板。研究之輪正在旁邊的桌上與下著雪的中西部不斷攪動擠出資訊。

白金翰醫師向我保證，要是能立刻開始，我可以先快速做完四次療程，接著等我結束所有旅程之後，再做最後四次。

「呃，小娜，我不認為妳做完一次療程後還會有足夠的體力。」凱洛這樣警告我。

第二天早上，小跟班醫師和我們在辦公室碰面。「白金翰醫師呢？」我低吼道。他像隻松鼠竄了出去，之後再跟白金翰醫師一起進來。

他們把壓力轉到我們身上。**妳最好在安德森癌症中心展開療程，對這種新療法我們比較有經驗。第一次療程可能會有些併發症，這樣我們就能好好照顧妳。**

我打電話給我在聖塔菲的腫瘤醫師。「妳會非常疲倦，之後要立刻回家會很困難。」但我最後還是屈服了，我不想當個徹頭徹尾的傻子，罹癌的事實現在終於明顯到我無法迴避了。

我衝到樓上的藥房去領取處方箋上的強體松。這天是星期五，是開始療程最糟的時候。要是發生任何狀況，這裡只有週末值班醫師能夠處理。

每一次療程，如果進行順利的話，要耗上八小時。其中包括將某種溶液用點滴打進我手臂上的血管。我的療程中午過後才要開始，這樣我可能到夜裡還在這地方。

我前面還排了三十個人的處方箋。我坐在等候室，隨手翻閱《婦女時代》（*Woman's Day*）裡有關家庭裝速成餐點的營養成分。我打給加州的朋友溫蒂，告訴她我即將展開療程。她說了些鼓勵的話，但我聽得出我這突然的決定讓她大感震驚。

玉光來到藥局陪我。「妳看護士剛才給我的傳單。這東西他們昨天就該給我們的。」她把一本五顏六色的小冊子塞到我面前。這本小冊子上列出的副作用比我們從網路上找到的資料刺眼多了。甚至可能死亡。當然了，這些大藥廠總得保護自己，就算發生的機會再微小都得列舉出來。

我說：「我們離開這裡吧。」玉光點頭同意。我們抓起外套便從後面的樓梯跑下樓。

我在樓梯間打電話給溫蒂：「我不做了。我們正要去看羅斯科教堂（Rothko Chapel）還有賽・湯伯利（Cy Twombly）的抽象畫展。今天實在太美麗了。」

「絕對不要阻止女人親近藝術。」溫蒂在電話中咆哮著。

我得了癌症，我必須面對它，但腿部血液供應可能封閉的威脅在此時還不足以說服我。我也知道癌症是反直覺的，癌細胞活在人類的直覺之外。它們在體內快速移動，然後開始繁殖、擴張、成長。沒錯，未來我勢必得信任醫生說的話，但不是現在。

玉光和我像兩個逃脫的罪犯一樣跑到街上。室外的自然光讓人平靜。冬季殘留的最後幾塊灰黃草皮、水泥人行道緣、變換的紅綠交通燈號，看來就像天堂的景象。我觸摸光禿的枝椏，雖然蓓蕾硬得像石頭，但感覺隨時就要綻放。

四年前我來過羅斯科教堂。第一次看見馬克・羅斯科（Mark Rothko）[5]自殺前設計完成的灰色壁龕時，我無法認同這設計，但這次卻產生了共鳴。之前它讓人感覺無法帶來撫慰、沒有希望、無處可逃。現在，卻讓人感覺坦率而真實。

癌症不會離開我。我所有的就是長期的病症，我所有的，就是一具終將死亡的人類軀體。

* * *

當我回到家，打開電腦，看到一封來自南西・康耶的電子郵件。她是我多年前一位認真的學生。我聽說她得了乳癌。信中附上一個連結，可連到她發表在「貨運車站」（The Manifest Station）網站上的文章〈癌症就是這麼回事〉。我打開文章，讀起第一段：

> 癌症就是這麼回事：它讓你對自己的身體感到陌生，像是出現了一個外來者，它用五十磅的重量拖著你的腳踝，繞著你的脖子。你好疲憊，身心俱疲到腦子都發不出適當的訊號來移動毫無反應的四肢。有一次，整整三天，你沒法洗臉，因

爲抬起手臂要花太多力氣。等你再也受不了自己的體味，想去淋浴。但你聞到的不是自己的體味，那是你所攝入藥物的味道：帕妥珠單抗（TCHP）、歐洲紫杉醇（Taxotere）、卡鉑（Carboplatin）、賀癌平（Herceptin）、賀疾妥（Perjeta）。它們滲出你的肌膚、滲出每個孔洞，藥物的金屬味讓你作嘔。你打開蓮蓬頭，但水的重量推著你撞上浴室的牆，你想把水關掉。你就這麼全身溼透坐在浴缸邊，直到你的配偶來看你是否安好。

我的第一個念頭是：天啊，她已經成了個好作家，能如此適切地表現自我。

我的第二個念頭：沒有念頭。一片空白。我的心在嘶吼，這一切都不可能發生。

4 譯註：烏波野禪修中心（Upaya Zen Center）位於美國新墨西哥州聖塔菲市。Upaya 即梵文中的「方便善巧」之意。

5 編註：馬克．羅斯科（Mark Rothko, 1903-1970），猶太藝術家，出生於沙俄時代的拉脫維亞。

5

造訪休士頓的三個月後，在即將前往法國中部帶一個寫作閉關課程前的五月中旬，我去見了聖塔菲的腫瘤醫師。我的頸部右側有個淋巴結突出。這是我這場病的第一個身體外部病徵。她觸摸我頸部稍低處另一個腫起的瘤結，我也伸出手指摸摸看。

「我認爲現在不能放妳去歐洲一整個月。」她對我說。

經過幾個月令人難受的逃避與抗拒後，我投降了。就這樣——我放棄了。「我們可以明天就開始治療嗎？如果拖過這週末，我又會失去勇氣，我得馬上動起來。」

我知道這就表示要取消這個夏天剩下的所有活動——不只是法國的閉關，還有電影研討會、道斯鎮的派對，還有某個週末去科羅拉多州與一位老友的會面。

我回到家，寫了封信給我的學生。他們早在幾個月前就買了出國機票。我請兩個長年跟著我的學生幫我帶這次閉關。

我以無比遺憾的心情告訴各位，我六月無法外出旅行了，但我希望你們無論如何都要去。我要你們爲我在湖中游泳、漂浮，爲我去看從青綠牧草地升起的朝陽，在石砌穀倉改建的禪堂中，圍成圓圈靜坐，與彼此一同呼吸，聆聽鐘聲。分享你們的作品，認眞研讀指定書籍，午後在山徑或鄉間小道漫步，前往附近的小農莊，穿過野花與棕色肉牛群。嚐嚐炸薯條、長棍麵包、當地生產的乳酪、美味得驚人的奶油、什錦沙拉，以及在白石砌成的餐室裡，由大廚提爾瑞用方圓十多公里內的當地食材爲我們所做的任何菜色。別讓任何事阻攔你們出發，這也是修行。你們報了名，就去那裡靜坐、行走、寫作。我將與你們同在。

這些學生要讀《包法利夫人》（在當地的田園背景下，讀起來會更覺栩栩如生）、左拉的《巴黎之胃》（*The Belly of Paris*）及葛楚．史坦（Gertrude Stein）[6]的《法國巴黎》（*Paris France*）。最後一天，陶樂蒂亞會在一場正式茶會上，在每個人啜飲本地花草茶並啃著美味無比、剛出爐的餅乾時，爲他們帶來驚喜——朗讀普魯斯特的《追憶似水年華》中關於瑪德蓮蛋糕的段落。我的學生不會是粗俗無文之人，但現在他們卻將沒有導師相伴。

我感到悲傷。好幾個月前我就期待這趟旅行，現在所有人都去了我卻不在。寫完這封語氣親密的信之後，我突然哭了出來。

每一天，打完兩次點滴，注入某種我仍無法正確唸出藥名的單株抗體後，我會如之前承諾，透過 Skype 和閉關的學生聊上一小時。我能對身在另一個現實中，晒得黝黑且快樂無比的他們說什麼？我引用了偉大的日本詩人松尾芭蕉[7]的俳句，然後要他們多說點自己的事。

我在花園中，這時是六月，格蘭馬草已長得高過窗戶，我正跨過大洋，對另一塊大陸上的人說話。

與謝蕪村，一位鮮爲人知的俳句詩人這時躍入腦海，我隨口引用：

我去，
你留，
兩個秋天。

這首徘句讓我全身一陣顫慄。這一刻，死亡擊潰所有防衛，感覺近在咫尺。**我曾在這裡。這曾是我的生命。**

我無預兆地抬眼看向 Skype 的視窗，看著遠在萬里之外我那群不修邊幅、坐在吱嘎作響的椅子及坐墊上的親愛學生，我引用另一首徘句：

即使一片草葉
一陣涼風
也可安歇

我唸出詩人的名字：小林一茶。

我雙手合十鞠躬，然後啪地闔上筆電。

我將注意力轉向面前的事物，轉向我體內的：癌症。我終於面對它了。

＊　＊　＊

癌細胞本身不會造成傷害；它是藉由器官入侵——淋巴系統、肺、腎、腸、甚至舌頭和腦子——然後切斷維生功能。我把它比作我家附近山上纏絞、扼殺松樹枝幹的槲寄生。我對槲寄生沒什麼意見。槲寄生想活下來——每種生物都想活下來。我在花園做園藝工作時，就看到這生存的必然性——玫瑰、罌粟、覆盆子，甚至棉白楊的幼苗，它們彼此纏繞、爬上圍籬，只爲爭取陽光。

癌細胞來自我們的身體，這點很難令人置信。我們把癌症想成某種來自其他星球的野獸，然而那個星球就是我們的星球，只是有點扭曲、錯亂、糾結。以我的例子來說，那就是白血球。它們生於骨髓中，但變異爲癌細胞的白血球發育不完全，因此無法與疾病作戰。它們也同時充斥於血流中，或停駐在淋巴結上。

我們都有癌細胞，但通常免疫系統能辨識出這些細胞並加以消滅——或者，如某位腫瘤醫師所解釋，它們會經由脾臟回收後再利用，一點東西都不浪費。

但對上成形的癌症時，身體會停止自我保衛，便無法辨識癌細胞並阻止它們。

清晨冥想時我將思緒告訴那些外星細胞：聽著，你們還年輕，發育不完全，也不懂事，但該是離開的時候了。運用你們的判斷力：這就是我的警告。一場針對你們的戰爭即將展開，你們將被毀滅。這是我對非暴力主義，對我的朋友，耶穌會神父兼非暴力社運人士約翰・狄爾（John Dear）[8]與他從事的工作，以及對金恩博士和甘地的致意姿態。

另一天我對它們說：我們共度過一段很長的旅程，但現在該分道揚鑣了，掰。

我感受不到敵意。我的怒氣是對時間發作。不要在這時候，我說：現在是我的生命最豐富充實的時刻。我知道就算到了八十歲我還是不會喜歡癌症，但看在老天的份上，現在別來煩我。

我的針灸師告訴我，他的印度老師經常說：你不要跟癌症並肩而行。你要站在它面前，阻擋它的去路。意思就是不要在草藥、湯藥、咒語上浪費時間。癌症是一定能消滅的。

我想要自己得的是某種舌下融化的順勢療法藥丸就可解決的簡單疾病，或是某種精神方面或來自異國的問題。或是我的肝或腎太過燥熱，這用某種草藥肯定就能治癒。或是在醫學專業領域，在它們清潔無菌的長廊、壓抑的燈光及死板約診方式之外的某種事物。我嘗試與癌症建立友善關係實在荒謬，癌細胞不會自己離開。而我那些只用另類藥物治療癌症的朋友幾乎都死了。

我只得進入奇異的癌症工業世界。這些巨型機構、無菌室及數以百萬美元計的研究。我知道我必須做這些治療。我要活下去。我要掌握最大勝算。

6 編註：葛楚．史坦（Gertrude Stein, 1874-1946），美國作家與詩人，主要在法國生活，後回到美國，定居加州舊金山。葛楚在巴黎的住所是二十世紀初藝術家及作家必定造訪的朝聖之地。

7 編註：松尾芭蕉（Matsuo Basho, 1644-1694），日本江戶時代的俳句大師，有日本「俳聖」之稱。

8 譯註：約翰．狄爾（John Dear），原爲耶穌會巴爾的摩教區神父，因長期參與新墨西哥州反核武社會運動，耶穌會於二〇一四年以怠忽職守爲由撤除其神職身分。

6

聖塔菲的癌症中心二樓，排著許多黑色躺椅和連在點滴袋上的細長管線，那是用來計量並控制注入病患手臂的藥物。四周的大窗外則是桑格雷克里斯托山的景色。

每隔一會兒發出的尖銳聲響或亮起的燈光，提醒著護士某人的時間到了。而我這邊發出的信號聲則來自掛在高過我頭頂、像個乳牛乳房的巨大透明厚塑膠袋，其中的藥物緩慢地滴入我手上的血管。我早上八點鐘就來了，是每天第一個報到的病患。如果一切順利，下午五點鐘我就可離開。

每一次療程，我朋友安妮．路易斯會陪我度過前四個小時。我一九七二年在安娜堡（Ann Arbor）認識安妮，是因爲發現跟我們倆約會的竟是同一個男人。怨恨加上叛逆心態下，我們迫不及待展開一場毫無保留的戀情。當時她正以全額獎學金攻讀人類學博士學位，並同時學習非洲的豪薩語（Hausa）。隔年夏天她前往聖塔菲，進入人類學電影學院，之後就再沒回到學術界或中西部。

我們坐在點滴室，回憶起在聖塔菲時她上演員班夜間課程的事。我們小口喝水時（護士督促我們一定要攝取足夠水分），她說道：「那老師要每個學生站起來，從**內心深處**發言。她用的就是這四個字。當我站在木製舞台邊緣，面對其他十二個演員，雙臂一張，吼出我的宣言：『我真正想做的就是唱搖滾樂。』」

「這話從哪冒出來的？」我輕輕搖動連在電動躺椅上的細管。

「我小時候在教堂詩班唱女高音。也許就是因爲這個。」安妮組過一個名叫「四重性別」（Quadrosexuals）的樂團並擔任主唱，當時她把頭髮染藍、腳踩高跟鞋、身穿露出右肩的緊身豹紋連身服。

安妮去了新墨西哥一年後我也搬了過去，我在一個戶外舞台上看到她和垮派詩人艾倫．金斯堡（Allen Ginsberg）[9]一同演出。他低沉沙啞地吟誦佛教經咒，她則交互吶喊或唱著隨興語句。「這叫*Sprechstimme*[10]，是德文單字。」有個志工帶著一籃薯片、餅乾和椒鹽捲餅走來時，她對我說。

當樂團解散，她和另三個朋友一起開了個名叫「集體夢幻」（Collective Fantasy）的播放外國藝術電影並兼營咖啡館的小地方。這裡是七〇年代一個十分出格的場所。她還親手烘焙店裡賣的布朗尼蛋糕。「只用蜂蜜，不用糖。我們那時很理想主義的。」

「妳過去的生活，我知道的只到這裡，」我說，「妳怎麼轉行當會計的？」

「我們頂給下一任店主後，那裡改名爲『尙・考克多（Jean Cocteau）[11]』——對了，妳知道那裡最後轉到喬治・馬丁（Goerge R. R. Martin）的手上嗎？」

「我對這名字有點印象。」我伸展一下右手。點滴導管在左手。

「當時他住在聖塔菲，是個還在爲生存掙扎的作家，很愛『集體夢幻』的爆米花。後來他寫出《冰與火之歌》，一切就都不一樣了。」

「哦，我現在記起來了。他人眞的滿好的。」我轉轉脖子，接下來還要耗上好多個鐘頭。

「我需要某種穩定、固著、可靠，可以把數字塡進小格子裡的東西。我要戒掉藥癮。我很開心體重增加而且身上有了點肉。我那時候瘦到快得躁鬱症了。」

「別人問起妳時，我都只說妳大學時是斐陶斐榮譽聯誼會成員。」

她仰頭大笑。現在她剪短的頭髮是淡金色，穿米黃寬版休閒褲、白色扣領襯衫。「對我來說，妳才是唯一重要的。」

我們一起吃午餐。我帶了一個蛋沙拉三明治，和一些爲了不滋養癌細胞而用糟透的代糖增加甜度的巧克力。

下午安妮離開去工作後，我朋友蘇珊娜來陪我度過第二輪點滴時間。她穿著剪裁完美、樣式低調的灰色調最新法國時尚款式。

我對她從頭到腳打量一番。她可是精心打扮過才來的。

她在英國長大，能說流利的法語和西班牙語。她住在我家所在山谷另一頭的一棟古老泥磚屋。我曾去法國尼斯探望過她年邁的父母。她父親認爲自己的強壯體格來自每天親自採買並吃下的六顆蘋果。他過世時九十九歲，她母親九十六歲過世。他們共度了七十五年婚姻生活。

有個志工來問我需不需要加個枕頭。我搖頭回絕。

我們聊起蘇珊娜的兩齣女性獨角劇。這兩齣我都至少各看過三遍，很能理解其中的幽默、辛辣及語言風格。

她又告訴我自己最近買的衣服。大半時候我不會注意別人穿什麼。我可以一整年都不買衣服，而且極怕進服裝店。我並不眞的相信蘇珊娜如此熱衷服裝，畢竟她可是每天讀完整份《紐約時報》並精通政治——不只美國，而是全世界，我經常得靠她爲我補充新知與分析局勢。更棒的是，這女孩也讀文學，磚頭書可嚇不倒她。

如今既然還有這麼些鐘頭得耗著，我就有大把時間可以接收時尚新知並進補外界情報。

日子這麼過去，蘇珊娜陪我度過一天又一天，而我也開始一探她對時尚的熱愛。我對她說：「我記得很清楚，那是一月的某個星期二。剛下過雪，妳和史蒂芬突然現身來看我的新家和工作室。妳站在我的工作室門口，手正伸向門把——妳不記得嗎？——我注意到妳的新外套，史蒂芬在法國買給妳的那件。」那是粗針織羊毛外套，摻了點淡紫色。「讓我驚訝並當下心情大好的是，」我告訴她，「我注意到這件事，這讓我從過去的麻木無感中覺醒過來，開始察覺到某種美感。」

我在點滴室與蘇珊娜共度的時光中，發展出對所謂風格的好奇。我給她看了《紐約客》（*New Yorker*）雜誌上一幅精心製作的青綠色皮包廣告，以及《滾石》（*Rolling Stone*）雜誌上的雷朋太陽眼鏡折頁廣告。

在無菌室裡，我問蘇珊娜：**什麼是時尚？爲什麼是時尚？**我以人類學家的姿態對待這個主題。我對於接近衣架仍然沒有一點興趣，但這幾週下來，我們形成一個例行班表——早上安妮、下午蘇珊娜——而我會注意蘇珊娜身上穿戴的每一樣細節——青綠色運動鞋、黑色尼龍褲。

點滴治療第七週，我在蘇珊娜陪伴的下午時段舉辦了一場文學沙龍。這段時間我一直在處理一本新書的草稿。蘇珊娜及我的前女友米雪兒都剛讀過，這天米雪兒從阿布奎基開車上來。我和朋友討論自己新作品的時間通常不會超過一小時，但反正我們有整個下午可以悠閒討論，而且我哪兒都去不了。

蘇珊娜最喜歡結尾那篇以禪爲主題的文章。米雪兒則出人意料地偏愛那個健行的故事。我們討論著：**什麼是書？什麼是故事？**自然會出現另一個無可避免的問題：**誰才是讀者？**到了最後，我們都心滿意足地陷入靜默。

不久後，米雪兒離開。蘇珊娜和我看著最後一滴藥劑從懸在我頭頂上的點滴袋一路往下行過管線，進入我的血管。

急著回家的護士——我總是最後結束治療的病人——撕開我左手上的貼布並拔出

針頭。但無論剛才的討論多美好，只要一拔出針頭，蘇珊娜和我便快步奔向門口。

我們跑下樓梯，來到令人狂喜的室外，雖然那只不過是水泥停車場。我們跳進她的亮黃色汽車，疾速開上馬路，有點太快地一路顛簸駛過減速丘——我們想要的就是盡快離開這裡。

車子滑上我家門前的車道。我抓住她用力擁抱，然後衝出副駕駛座。又一個療程結束，馴服了變異的細胞，希望如此。我決心不讓它們在這軀體內撒野。

* * *

每次療程之後我會打開前門，接著進入廚房。爐子、冰箱、水槽上方的窗戶，看起來如此相同而又如此不同。我回家了，但無法將點滴室的記憶拋到腦後，在那裡，在我四周的男男女女，睡意沉沉，宛如被放了電。所有接受化療的人，通常透過胸膛上的一個開口輸入藥劑。一個有深色雙眼、橄欖色肌膚與挺直鼻梁的男人，他俊美到即使在房間另一頭都能讓我看得屏氣凝神。這麼美的人怎麼會得癌症？他的妻子坐著，腿上放著大皮包，身子前傾面向他。他們沒有交談。他的療程再一個半小時就要結束。到了下週，他的氣色更灰暗、發黃、變得更瘦。他正在死去，每個人都看得出來。我看到一個兩分鐘前過來幫他調整藥劑的護士在門後暗自啜泣，以免被他看見。

9 編註：艾倫・金斯堡（Allen Ginsberg, 1926-1997），美國詩人，垮派文學運動核心人物，最出名的長詩為《嚎叫》。

10 譯註：Sprechstimme 意指以說話的聲調進行介於說話與唱歌之間的人聲表演。

11 譯註：尚・考克多（Jean Cocteau, 1889-1963），法國作家，亦是著名電影編劇與導演。

7

第三次點滴療程時，我的摯友溫蒂從加州飛來陪我，好讓蘇珊娜與安妮休息一次。這是我第二次接受兩千單位單株抗體，亦即「全力轟炸」。

療程結束後，我發著高燒，神志昏沉地躺在床上，冷到骨頭牙齒都在吱咯打顫。溫蒂用冷毛巾敷在我額頭上。接下來的漫長時間，她獨自坐在我的餐桌前，為佛學季刊《三輪車》（*Tricycle*）寫園藝專欄：

我原本計劃這期專欄要寫徘句與花見[12]習俗。不過算了。這幾天離我最近的只有癌症中心無菌點滴室（infusion suite）外的花園。嘿，infuse 這個字來自拉丁文中的 infundere，意思是注入、滲透、透入、浸泡及填滿，每週一次，每次八小時，將兩千單位單株抗體打進我勇敢的朋友手上的淡藍色血管中。

我朋友用的這種藥相當新，二〇〇九年才通過核准，有個聽起來如神話中的名字ofatumumab，這是我在她的療程開始幾小時後學到的。點滴室很安靜，是教堂裡布道即將開始前的那種安靜。「妳用的這藥聽起來好像『哦鮪魚肥男』（Oh Fat Tuna Man）。」我悄聲對我仰躺的朋友說道。她睜開一眼，一隻聰慧的古老海龜浮上光芒耀眼的海面，鮪魚群在底下深處。我們笑了出來，一開始還怕吵到人，後來乾脆放聲大笑。其他病人從躺椅上抬起身子，以半打趣半嫌惡的眼神瞪著我們。我注意到主治療室外有個小陽台，我們立刻得到允許轉移到那裡。室外風景完全被雷雨雲和山雨欲來的架勢籠罩。我們火速抽出紙筆。我朋友下令：「十首徘句。開始！」五—七—五格律：松尾芭蕉，我們來了！

於是，那天下午，開始新一輪點滴時，我們虔敬而愼重地在藥物與疾病的黑暗邊緣打出一道缺口。「別模仿我，」松尾芭蕉對他的追隨者下令，「那樣跟對半剖開的兩片瓜一樣無聊。」我朋友吟誦她的生硬詩句作爲回應：

昨夜下過雨
點滴緩慢入血管
六十六罹癌

整個下午，我們又寫又爲彼此讀誦。我們吃了糙米和玉米餡的辣醬玉米餅（enchiladas）並牛飲薑味康普茶。我們回憶著那棵棉白楊樹下傷痕累累的雪佛蘭貨卡，之後好長一會兒，我們完全沉默不語。當點滴結束，我詫異地發現這感覺就像我們之前一起做園藝工作那樣。我朋友告訴我，現代徘句大師正岡子規在三十五歲時死於脊椎結核。她說，對子規而言，創作行動需要在靜止中保持機警，並同時注入內涵。他曾在病中將身子拖到榻榻米邊緣以眺望花園：

一整天
耕著這塊地
同一處

這次療程後，顯示我的身體無法承受完整劑量。我燒到攝氏四十點五度，我的醫生大爲驚恐。

我的療程因此停止一週。我爲自己安排了計畫：砰砰砰，我們把它搞定吧。別想。做就對了。1–2–3。但我的身體卻撐不住。

我的下一次療程定在星期五。星期四，我自己偷溜去了森林。我把車停在查米薩山徑（Chamisa trail）入口處。上去再下來各要走三公里路。我以前常走這條山徑，心想簡單得很，就跟以前一樣。結果每個彎道我都得停步，每遇小斜坡我都得坐下休息。坐在北美黃松與美國矮松下，我逐漸理解自己的身體弱化到什麼程度。

我連查米薩都爬不了？

終於，我爬到步道頂端。我倚靠著一棵樹，打開筆記本，邊哭邊寫，邊寫邊哭。寫了什麼不重要，那全是眼淚引出的東西。我可能寫下一段持續的尖叫吧（我從來沒再重讀）。但我直接觸及這場沒來由的災難——我無法掌握過往的生活；也無法管理或建構新生活。

我放棄寫作，決定打坐。我受夠文字了。堅定的盤腿姿勢、吸氣、呼氣，這樣就能拯救我。

我倚著一棵筆直的北美黃松作爲支撐並盤起雙腿。

整個過程中我都在哭，不是嗚咽和抽噎，是完全放聲大哭。樹影慢慢由右移往左方。我看看手錶。我上來後已經過了三小時，往下爬時，雙腿更加疼痛。我倚著大石頭作支撐，膝蓋感覺到地心引力的拉扯。

停車場上，我的車是剩下的最後一輛。雖然已經六月底，日頭西下時空氣中仍有一絲涼意。

我該如何面對點滴療程？任何情況下我都不想再走進點滴室（就算有體貼的安妮和忠誠的蘇珊娜陪伴），讓他們插進我的血管八小時，之後幾天又在病中度過。但隔天早晨八點鐘我就現身報到——蒼白、遍體鱗傷、百依百順。然後我們再次開始，只是這次處方減少爲一千單位。我是這麼聽說而且相信我的身體能夠承受。

＊＊＊

我發現每週的「哦鮪魚肥男」點滴在一千單位是個平衡點。不會發燒，也不會發冷。或許這樣也不算太糟。到十月底我就能做完療程。我的驗血結果會很漂亮。「癌症不可能在這種數目下存活。」我的腫瘤科醫師會這麼重複道。我的白血球數目幾十年來頭一次這樣猛地降到正常範圍。好啊，小娜——放一年假吧，然後我會

重新振作起來。我曾經有過**困難**，但那只是暫時而已。

我看見我的腦子在找理由，在找時間。時間是我唯一的藏寶箱。但還有多少？在我腦中，我度過了這個壞年頭，讓我的問題變得可解決，可接受了。

但朋友來訪時我確實注意到細微的差別。是的，比起我來，他們更有能量、機動力更強。他們仍在這世界爲原本的例行公事（工作、健身、計畫）而忙，沒被打斷。但還有些更隱晦的差別，直到他們走後我才理解到：**他們不知自己會死**。這一點，我必然死亡的事實，現在常在我心。它像隻掛在我右肩上的小獸，飢餓但有耐心。它想要我，我也明白它終究會得到我。

我當著它的面自問：**我該怎麼活下去**？

我想起釋迦牟尼佛的遺言：**世皆無常，會必有離……當勤精進……**

在此同時，癌症繼續向我而來。

12 譯註：花見指的是日本古代賞梅、近代賞櫻的花宴活動。

我鍾愛的生活

癌症正教我如何開拓出一個小空間並蝸居其中。我得縮窄視野，只優先關注藥物、約診及身體的細微變化。

我在蒙大拿州米蘇拉市（Missoula），這裡是我自一九八〇年代初期讀到詩人理察・胡戈（Richard Hugo）的作品後就一直想來的地方。他在此生活、工作，最後也死在這裡。

幾天前，我發了封電郵給我住在這裡的一個學生佩姬・克里斯欽。八年前，她跟我上過一週的課。平常從不看本地報上星座預測的佩姬，卻看到本週的訊息：**一個遠方老友會與你聯絡**。《遠方老友》（*Old Friend from Far Away*）是我一本在二〇〇八年發行的書名。當佩姬看到電郵標題是娜妲莉來信時，還以為是哪個朋友開她玩笑。但我沒開玩笑，我告訴她，我需要有人幫我導覽這個城市。

胡戈被視為地方主義作家，他的許多詩作都以美國西北部的破敗小城鎮為名。但他不只以這些地方為寫作內容，他寫死亡、他人的墓地、失落、孤寂、土地、飲酒、我們如何保持振作、最終我們又有多麼堅強。

佩姬和我參觀了米蘇拉公墓。我們在墓地行列間跑來跑去，沒有理察・胡戈。她用手機打給一個朋友，然後口頭為我指示方向。「庫利街電車軌道再往北的一個墓園，聖瑪莉墓園，透納街六四一號，它的標誌就在一棵大榆樹下。」我草草記下指示。

我們把車停在一棟小巧的磚砌建築前，我下車找一位修女問路。佩姬和我為了找到他的墓地都快急瘋了，這位修女向我們確認了胡戈確實葬在這裡。

我們把車停好，開始找他的墓地。

園裡有許多大樹。我們四處尋找，再找一次——又找第三次。她在墓園這頭，我在另一頭。我們對彼此呼喊，查問所看到的亡者。

胡戈寫過：我不想承認／孤單躺在地裡好冷……我確定他想被人找到。我說，他們將亡者置於／強勁北風與東風方能找到之處。但我們就是找不到他。

最後我們放棄了，她帶我去磨坊鎮工會酒吧——他在這裡消磨過許多時光。他在這裡寫過一首詩，開頭如此：你曾是無名小卒／走進來，你現在親吻自己的手。我們坐在長型吧台邊，點了啤酒。現在將近傍晚，佩姬指出店裡的麋鹿頭標本給我看。

她告訴我，她母親過世後，她把母親的骨灰盒放在車子的副駕駛座，整整四週，就這樣載著骨灰盒到母親去過以及喜愛的所有地方。她駕車一路穿越懷俄明州、幽靈農場（Ghost Ranch）、道斯鎮（她父母在此結婚）、亞歷桑納州，最後來到科羅拉多州西部。她把母親的骨灰灑在平頂山的野生牧草地上，二十五年前，她父親的骨灰也灑在這裡。回程她經過猶他州的摩押（Moab）以及峽谷地國家公園（Canyonlands），這是地球上她父親最喜歡的地方。我心想，眞奇妙的悼亡方式。

天色黑了，我們沒找到那塊花崗岩墓碑——上面有胡戈的生卒年：一九二三—一九八二；以及一段摘錄詩作：相信你我歌聲雖小／但明智，若有必要我們可待墓碑毀壞再續前行。但此刻他不局限於任何地方，他就在整個米蘇拉市，仍與我們同在。在我們談話、喝酒、在墓地行列間行走、頭頂著蒙大拿的招牌廣闊天空，沿著湍流的克拉克福克河（Clark Fork River）行駛時，我都能找到他。

如果能活得夠久，我會再回這裡。我要把我的一顆小石子放在他的葬身之處，以彰顯他對我的重大意義，完成這次致敬。

8

癌症正教我如何開拓出一個小空間並蝸居其中。我得縮窄視野，只優先關注藥物、約診及身體的細微變化。我面前的世界以及當下的需求急遽縮小。一直以來，禪修試著教我的就是專注：啜一口裝著綠茶的杯子——綠茶據稱可以防癌、襯衫上的這個釦子——太熱了，解開它。甚至窗外傳來的尖銳煞車聲——也包括這個，顯示我還活著。

我在一本簽贈給朋友的書上署了日期，我不該把這個日期視爲理所當然。我得活過這個小時、這一天、這週、這個月、這個夏天。我還能度過多少個夏天？夜裡的蟋蟀，近晚的殘光。睡覺時把窗打開、紗門拍打著、青梅正在成熟、潔白的桃子果肉、枝繁葉茂的濃密樹影、我暴露在短袖上衣外的肌膚、緊身長褲、沒穿襪子。

我打完點滴後虛弱不堪，累得哪裡都去不了，只能在花園裡，坐在一張二十五年前一位明尼蘇達州的老友送我的褪色木條扶手躺椅上。角落裡，枝頭掛著已熟的櫻桃。我沒起身除草、翻攪堆肥、把往外斜長的玫瑰枝幹捆起束攏。不管做什麼都太耗力氣，我聽著山楊樹葉在微風中窸窣作響。我將雙眼閉上片刻，讓那聲音進來。這感覺有點熟悉。我猛然睜開眼。*我有癌症，我得隨時警戒。*

＊＊＊

六月中旬的某日午後，玉光靜靜躺在床上，做了乳房自我檢查。她已經八年沒做乳房X光攝影。她沒對任何人提起，就去約診進行檢查。

兩天後她在電話上跟我說：「我感覺有個硬硬的腫塊。」

「玉光，」我說，「妳沒得癌症。*得癌症的是我。*」也許她厭倦了總在照顧人，也想得到一點關注？

溫蒂還在我這裡。我放下電話轉向她說：「太好了。現在我女朋友可能得了癌症。」我踢翻矮桌上的一本書。「這下誰來照顧我？」我的反應不該如此。「繞著癌症說了這麼多，她可能只是緊張自己會不會也中了，但那不可能啊。」我攤開雙臂說道。

玉光的X光攝影結果是陰性，但她對護理人員說：「不對，我感覺到有腫塊。」於是他們自動幫她安排超音波掃描。得等一星期才知道結果。

一星期後，放射科醫師對她說，看過超音波掃描後，「癌細胞的可能性最高。」她指出一團模糊中的粗糙邊緣。

玉光必須安排再做組織切片並等三天。

當玉光告訴我放射科醫師的說法，我勃然大怒：「她竟敢提前把結果告訴妳！她根本還不確定！她應該讓妳多過幾天平靜的日子。」

我打電話給已回加州的溫蒂，「她可能眞的中了。我該怎麼辦？」然後我開始啜泣。電話另一頭，我也聽到溫蒂的啜泣聲。

週五，玉光去做組織切片，接著要等下週三再看結果。等待是其中最糟的部分，我看著她在客廳踱步，甚至把只有半滿的垃圾拿出去倒。她拿著雜誌坐在那兒，接著突然跳起來開窗。我的身體實在枯竭無力，只能在旁看著。我從來沒看過她這樣。我的心好痛，同時仍舊無法想像——她怎麼可能也中了？也在這個時候？

我沒有陪她去任何一次檢查或約診。有個朋友會陪她，不然就是她自己去。我們已經在癌症中分屬不同領域。

週三早上，我的朋友比爾．艾迪生從亞特蘭大來看我。電話響起時我正在廚房，我跑去接起電話，一面回頭對比爾說：「可能是玉光打來說檢查結果。」

「我中了，我得再去看外科醫生。他們正要給我資料。晚點打給妳。」說完她便掛斷。

我把話筒放回機座。「比爾，她中了。」我像被扔進冰冷的水中。無法移動，全身冒起雞皮疙瘩。我無法吸收並理解這個訊息。**怎麼會這樣？**

那天晚上比爾帶我們倆上聖塔菲最貴的法國餐館。他堅持請客，但我知道他手頭並不寬裕。我明白，這是他的體貼，覺得這時該做點什麼，但我討厭這個餐館，覺得每一口都又臭又酸，毫無吸引力。

比爾是個食評家，覺得菜很不錯。玉光也這麼覺得，她點了蝸牛和小牛肝佐洋蔥。什麼事都阻止不了這女孩吃東西，她還吃了一大份甜點。

我認為他們毫無品味，一定是瘋了才喜歡這裡的食物。我因擔憂而心煩意亂、因恐怖的事實而震驚。玉光即將接受切除手術，然後失去一邊乳房？

我曾讀過將頭、手臂、腳、手掌切除作爲懲罰的事。如今，在我面前，這樣的事就要發生。沒錯，那是爲了不同目的——挽救生命——但這文明世界想不出更好的點子了？這個世界既然能發明會轉彎的炸彈、不必人操縱就能在路邊自動停好的汽車，對付乳癌就沒更好的辦法嗎？

玉光想盡快展開行動，於是她幾乎每隔三天就跑一趟阿布奎基市，去接受檢驗、去見腫瘤科醫師。

她所在的讀寫能力委員會裡有個我從沒見過的女人自願幫忙。她最近得了乳癌，而且知道所有醫師、藥物以及醫療選擇。她定期開車載玉光去阿布奎基、等她看診，與她討論治療選項，還拿書給她讀。

我鬆了口氣，因爲我再也沒辦法仔細聆聽另一種癌症的詳細資料了。

玉光選定新墨西哥大學醫學中心一位正經、嚴謹的年輕外科醫師。我們沒對她擁有的選擇討論過，她直接宣布了最後的決定。她要接受切除手術，這樣就不用做放射線治療。她的狀況還沒感染到淋巴系統，只是長了個該死的腫瘤，所以她甚至可能不用做化療。

她也希望安可待乳癌腫瘤基因檢測（Oncotype）指數夠低。這個指數是用來分析腫瘤的基因組成。**這腫瘤竟然有自己的基因。**如果指數低於十七，她就不用做化療。如果指數在二十到三十之間，就得考慮做化療。若是指數再高，那就根本不該心存僥倖。玉光希望侵入性治療越少越好，失去一個乳房已經夠了。

大部分時候我會同意她的選擇，但我已經有自己的癌症得先關注。

此時我們覺察到，我們都只能靠自己了。

* * *

這時已退休十年的玉光，拿出讓她能在華爾街當上三十年執行副總裁的技能、力量與決心。一九七〇年代末，當時一台電腦有一個房間那麼大，她是個身在只有男性的高度競爭資訊科技產業中的有色人種女性。即使身有癌症，她仍有能力消化吸收龐大的研究資料。因此，任何與她談過的醫學專業人士，都以為她要不是醫師就是科學家。

就邏輯來說，你以為既然我們都得了癌症，理當同情彼此。但不是這樣，我們都渴望受人照顧，而除了自理生活，我們也沒有力氣再做任何事情。

每當我們試著幫助彼此，最後總是落入爭吵：

「妳一點都不了解。」

「不，妳才不了解。」

但有一次我確實插手管了她的事。玉光最好的朋友，也是她十五年前的女友，爲了她的手術正要搭飛機過來。我很喜歡妮爾西。我知道她常和玉光在電話上分享當日沖銷的金融小道消息。有次玉光告訴我：「如果妮爾西要我買，我就賣。她說賣，我就買。」

她訂了五天的來回機票。

「玉光，這樣不夠，」我說，「要她訂十天的來回票。」

「不行，妮爾西有養貓，她沒辦法離開這麼久。」玉光在臥室裡踱步，「再說，我眞的可以照顧自己，我不需要任何人過來。」

當時我躺在床上，看著她的手掌不斷張開又握拳。

「五天太短了。」我知道要玉光向人求助是件很難的事。「我來打給妮爾西。」

令我詫異的是這個小巨人竟未反駁，反而走到房間另一頭，拿起話筒交給我。

電話鈴聲在東岸的黑夜中響起。「妮爾西，玉光需要妳多留幾天。」

玉光搶過話筒，聽到妮爾西回道：「沒問題，我會處理。」

「妳行嗎？」玉光用柔軟的英國口音問道。

她掛斷電話後，我說：「覺得好點了嗎？」

她噘起嘴唇，這表示：**我還是可以自己來**。但稍後她點了一下頭。「是的，謝謝妳。」

再過九天，玉光的左乳房就要切除。每天早上和下午，隨著時間流逝，我在心裡倒數日子。然後我的腦子會停住。空氣黏稠滯悶，感覺就像我們都背著沉甸甸的布袋，無力邁向對方。連時間也變得鈍重。

「我該下去陪妳動手術嗎？」有天早上我問道。

「不要，妳前一天才接受點滴治療。就算妳現在覺得做得到，妳還是太虛弱了。」

「抱歉，」我說，「我可以之後再過去。」

她搖搖頭。玉光並非故作堅強，其實更像是認命，覺得不管怎樣都沒用了。

每一件事都走得好慢——同時又好快。我們身上的任何能量都只用在最實際的事務上。「妳要帶些什麼？牙刷、牙膏？我希望妳在那裡過一夜就能出院。妳要帶點吃的嗎？要帶那些杏仁醬嗎？」

「我不覺得在那裡會肚子餓。」她試著擠出一點笑容。

我伸出手，撫上她的臂膀。我靠過去然後吻她，我們之間有種和從前完全不同的共振。那不是激情，我聽見極遠處敲響低沉的鐘聲。

手術日兩天前我再次問她：「妳確定不要我過去？」

「不要，安不是說隔天會載妳下來？除非妳真的有這力氣——而且也只有一小時車程。誰知道我到時醒來沒。」

妮爾西在手術前夜飛來，會待上十天。她們住在機場旅館以便明早玉光七點鐘就要報到。

幾天後我問玉光，那天晚上她有沒有睡著。「我非睡不可。我們早上五點鐘就要起來。」她們前晚九點鐘就上床睡了。

我想過這問題上千遍，這女孩竟睡得著，即使隔天她就要切除一個乳房。

那天，我因爲前一次的八小時「哦鮪魚肥男」點滴而筋疲力盡，整個早上都躺在床上，等著妮爾西打電話來告訴我手術結束，一面想像親愛女友的美麗乳房已被切除。

電話來了。妮爾西說一切順利。我不確定這話是什麼意思。然後她把電話交給玉光，她正無法遏抑地嗚咽。她以爲自己已經準備好應付一切細節，決心採取一切必要行動擺脫這個腫瘤，但現在她才開始感到震驚。

她的麻醉藥力還沒退，要等明天才能出院。她對我說：「別過來。」

我的好友安不顧一切過來陪我，我們坐在客廳的紅色椅子上，有大把時間一同寫作。但在當時怎麼可能？部分是因我正爲自己的癌症和攝入的藥物而感到頭暈目眩，另外也因玉光和我在這段期間都變得極度自我中心，只要能從中得到一點小小樂趣的事物我們就緊抓不放。

我對安說：「妳覺得這樣好嗎？」

「總比在那緊張擔心好吧。」她向我保證。

安說得沒錯，但這事仍然壓在我心上。我的反應與正常人有多不一樣？一直以來我被教導的是，當我們所愛的人在受苦，我們不該如此安然自得。我不知道這是寫在哪本守則上頭，但很確定在我小時候，混亂與歇斯底里才是面對悲痛與憂傷的適當回應。

我打電話給溫蒂，告訴她手術已經結束。「溫蒂，我是不是變得麻木、邪惡、無知無覺了？」

「不是的，小娜，妳跟這些都沾不上邊。妳和玉光很聰明。換作彼得發生這種事，要我用爬的上高速公路我都會爬過去，但這麼做能幫上什麼忙呢？」

出院那天，妮爾西把她帶回我家後，就去採買雜貨並拿處方箋補充玉光不肯用的那種止痛藥。

「我只需要泰諾（Tyleno）[1]。」她說。

她站在門口，一副被擊垮的蒼老模樣。她的姿勢歪斜，兩側乳房失去平衡後左肩明顯向右偏斜。

我幫她脫下黑色大衣。我將大衣丟進衣櫃時，抱著她的感覺完全不對勁——原來她整個胸部已用繃帶包紮起來。

我握著她的手腕，帶她坐在客廳裡一張紅色椅子上。「要茶嗎？還是來片餅乾？」

她搖搖頭。

「我知道了，還是我去放洗澡水？」

「不要洗澡！」她尖聲叫道。

當然了，傷口還沒癒合——我在想什麼？我轉頭看看四周，然後再次看向她。我暗自抽了口氣，希望震驚的表情藏得夠好沒被發現。

＊　＊　＊

一週後，她的安可待檢測指數出爐。她原本希望指數是二十幾或更少。結果指數高達五十多——高到醫師都不敢相信。他們把樣本送回去重新檢測。第二次的指數出來，仍是五十多分。

她算幸運，早在淋巴結被入侵前就注意到跡象，但腫瘤長得很快。在切除手術前，腫瘤大小已經超過三公分。她必須接受化療了。

不止乳房——如今她也將失去那侍童頭[2]長度的黑色直髮。

1 譯註：泰諾（Tyleno），一種止痛退燒藥。

2 譯註：侍童頭的英文爲 Pageboy，一九五〇及六〇年代曾流行一時的髮型，特點爲瀏海齊眉，髮長及肩，髮尾內捲。

9

那時我愛上的是玉光的可愛模樣：她包覆在灰色短襪中的小巧腳踝，踝骨處還有猩猩圖案、她穿著黑色西班牙皮鞋走過我家水泥地板時發出的咔嗒聲、完美向下收縮的小腿、她噘起的豐唇、優雅的頸部弧度、薄毛衣下突起的肩胛骨。

我們極少爭吵。當我碎唸著要她多做運動、多交朋友、少吃糖時，她只會簡單回我：「好的，親愛的。」古怪的是，這樣就能讓我滿意，彷彿我是家中一心尋求認同的跋扈老大姐——而她正用這招來應付我。

偶爾，我會把頭一甩說：「妳根本沒聽我說話。」

「沒錯，親愛的。」她立馬回道。時間因這荒謬的答覆而停頓，接著我倆便開始咯咯傻笑。

我，一個美國人，東歐移民第三代，愛上一位亞洲女子。過去四十年來我一直在研究東方心靈並投入禪修。但玉光，一個英國籍香港移民，對佛教卻沒有與生俱來的興趣。她喜愛美國所提供的機會，滿心飢渴並喜歡她的新國家，就像我祖母一樣——心懷熱情並且充滿對更好未來的希望。

我們初遇的狀況很單純。玉光是我十五年前一位寫作班學生的伴侶。因爲她們都有全職工作，於是當我在紐約開設一次週末閉關課程時，這位學生便堅持要玉光一同前來。

我在之前的閉關就從艾莉絲那裡聽過玉光的名字。她寫下她們策劃的承諾儀式[3]，包括滿盆的玫瑰花與設計師禮服。她在午餐時對我說了她的女友有多美，我眞心爲艾莉絲感到欣喜，也因此對她的女友有點好奇。

紐約這次閉關有八十個學生，其中大半我從未見過。當我從房間後方走來，艾莉絲對我揮手，一位嬌小的亞洲女子站在一旁。**沒她說得那麼漂亮**，我暗自心想。

玉光在班上並不多話，但常露出笑容，每當她一笑，整張臉就亮了起來。在一次十分鐘寫作練習中，她寫下覺得自己是隻豬——總是貪食無饜——的事。這第一次創意寫作嘗試讓她大爲驚奇——她滿心喜悅，一整個上午笑容都未褪去。

我猜想，是她的亞洲根源讓她對我的教學有深刻的理解。

某次休息時間，我去找她，「告訴我，妳從事什麼工作？」

「IT（資訊科技）。」她悄聲說。

「什麼？」

她重複一遍那個縮寫代稱。

我的表情一定很怪——科技相關工作？——然後我便走開。那時我連台電腦都還沒有。

許多年後，一個八月午後，我在道斯鎮上遇見她。她已在四年前與艾莉絲分手。艾莉絲在鎮上有個度假屋，她們以前常來度假。此次她是來與這小鎮作個最後道別。

我和一個朋友走在基特・卡森路上，遠遠見她站在一家畫廊門前。「我覺得好像認識這個人。」我指向她並對朋友說。再走近一點，我看見她的臉，便知道自己認識她，只是不知在哪認識的。

「嗨。」她咧嘴而笑，那一口白牙。

「嗨。」我也回道。

她看得出我正在回想。「我是玉光。記得嗎？紐約？艾莉絲？」

「哦！」我立刻插話說，「沒錯！我還記得有次休息時在課堂附近的老咖啡館遇見妳們。我剛點了巧克力冰淇淋，牆面是綠色……」

「沒錯，沒錯。」她也興奮地說。

一片形狀奇特的雲飄到頭上，長方形的雲朵像列火車，我指給他們看。我們三人都往後仰起頭來。

玉光看看手錶，「我得走了，我預約了按摩。很高興見到妳。」她匆忙離開，我看著她在陽光下走向對街。

我轉向這位朋友說：「或許我該跟她約會？」我剛剛才在哀悼自己好久不曾約會了。

我們通了六個月的電子郵件，我的冗長信件大半只得到兩、三行回覆，之後她偶爾會來一封長信對我敘述她的生活。事情本來可能會以這種狀態延續下去，但冬季來臨，她邀我前往紐約，在我生日（一月四日）那天去大都會歌劇院看普契尼的《杜蘭朵公主》。這齣歌劇講的是個冷酷無情的中國公主因為愛情而變得柔軟的故事。

不過首先，她十二月底要搭機去參加雪地健行，還要去看一場全紐約竟然都沒上映的關於巴黎的電影。她不讓我去機場接她，我便只能在下榻飯店前等她的接駁車到來。

那天晚上又黑又冷，她跳下廂型車，穿著厚重的綠色大衣。我遞上一打粉色香水月季花，然後我們前往廣場飯店附近的義大利餐館，但整晚幾乎都沒碰所點的菜——因為我們都太緊張並全神貫注在彼此身上。

期間她不時拿起白色餐巾輕按嘴角，這時我心想，之前真是大錯特錯。她是我見過最美的女人，那是由內而外散發的美，使她充滿光芒。

在紐約時她送我一支昂貴的名筆當生日禮物。這禮物選得糟透了。我只用能快速書寫的便宜原子筆和線圈筆記本。蕾貝卡·摩斯（Rebecca Moss）牌鋼筆太粗，寫起來又慢。她沒讀過我的任何一本書嗎？

我們的約會過程充滿波折。其中一次在德州；她以前沒來過這個州。當時我在那裡有工作，而她會提前來聖塔菲與我共度週末。我給她我在華盛頓哥倫比亞特區的行程，最後我們就在那裡碰面。我們走在波多馬克（Potomac）河邊的櫻花樹下，我對她說起日本以及我對日本作家的喜愛。到了最後，她買下我在聖塔菲的單房工作室[4]，這樣她路過時可在此歇腳，我們也能在鎮上約會，這就方便多了。

慢慢地，她的忠誠、甜美與怪癖在我心裡越發鮮明。我注意到她會一再說同樣的笑話。在餐廳裡，上菜時她會問：「妳要吃哪一樣？」意思是，她準備把我們點的所有菜一掃而空，每次都讓我忍不住大笑。

她從不赤腳走路，即使半夜上廁所時也一樣。她在兩腳落地前會先摸索拖鞋。我出於巨大的無知問道：「這是中國人的習慣嗎？」她搖頭說不，沒作任何解釋。

爲了她的生日，我努力在一個手工椰子生日蛋糕上作畫。蛋糕左邊是個老式攪拌器和攪拌缽；右前方是盤子裡一片顯眼的巧克力碎片餅乾。底下墊著格子桌布，背景則是玫瑰圖案壁紙。我爲了把顏色層次弄對，恐怕是太過認眞了。

她生日那天早上我把蛋糕送給她。她往我工作室桌上的蛋糕瞥了一眼，便走到屋子另一頭，什麼也沒說。我心想：*她討厭這蛋糕*，並決定別開口多問。

兩小時後，她看報翻頁時抬起頭說：「這是我收過最美妙的生日禮物。」

我開始喜歡並迷上她漫長的靜默。

還有她的極度慷慨。情人節時她給了我一個驚喜，那是一個月前我在一家畫廊看到並十分欣賞的紅色油畫。她還把這幅畫縮小印在情人節卡片上。

我第一次在紐約她的公寓過夜時——公寓在九樓，記憶中，樓下輕柔的車流聲催人欲睡——我整整睡了十二小時。我們的關係就因這一夜長眠而就此確定。

她滑順如絲的雙腿、讓自己深度放鬆的能力、對甦醒的渴望——我該向她學習這樣的悠閒、無條件地接受一切、全然地投入平靜。

但這樣的安詳仍令我覺得陌生。兩週後，我回到新墨西哥與好友艾瑞卡（她是本地醫生）健行時，我試著向她解釋這種深度放鬆的特質。

「小娜，她是隻貓，」我們大口喘氣爬上一座有點難度的山頭時，艾瑞卡說，「包括我們在內的其他人都是狗，渴望撫摸以及得到認同。」艾瑞卡發出急促的喘氣聲，伸出舌頭說：「愛我，愛我。」

「沒錯，沒錯，就是這樣。」我大笑出聲。

幾個月後，我們坐在戶外長椅上，玉光天外飛來一筆地說：「貓是這樣自舔的。」說著便將手臂下緣伸向舌頭，然後再換另一隻手臂。她把頭轉向左方，抬起左下臂，用鼻子摩擦並舔起腋窩下方。「牠們就靠這樣把自己弄乾淨。」

我看得目瞪口呆。她完全就是隻貓科動物的樣子。我問道：「妳養過貓嗎？」

「沒有，從沒養過。」

「那妳怎麼知道的？」

「我就是知道。」

那天晚上，我睡不著，聽著她的呼吸聲，先是沉重，然後微微打鼾，接著鼾聲變深，又歸於平靜。她穿著淺黃色睡袍，此時身在外太空，抗拒著老化與時間，伸展的雙臂超出這黑暗的世界。

稍後，感受著她的暖香氣息，我搖醒她：「唱歌給我聽。」雖然某部分的她仍神遊他方，但她唱了，甜甜地唱出披頭四的〈當我六十四歲〉（When I'm Sixty-Four）。這時我們都已六十好幾，但超越了同世代人的想像，進入了慧星尾跡之中。

＊　＊　＊

當玉光在我們首次約會的一年半後剛搬到新墨西哥時，我告訴她：「妳得學會開車。這裡沒有地鐵，計程車也很少。」我展開雙臂，「這裡可是西部，大得要命的鄉下地方。」我接著再加一句：「我可不當妳的司機。」

一開始，她神氣活現地說：「我會開車。」

「是哦，考過三十年卻沒眞正用過的駕照。」

「妳等著瞧。」第二天她搭計程車去瑟利喬路上的本田汽車展售處，買下一輛本田休旅車。從這時開始，接下來近十個月我們的談話都離不開速限、交通燈號、左轉車道及路邊停車。

當她開車時，我便坐在後座補看過期的《紐約客》雜誌。我不敢抬眼，會抬眼通常就是聽到喇叭聲的時候。

「那個人太粗魯了。」

「是妳擋了他的路。」

「我才沒有。我開了方向燈，我打燈了。」

「但妳還是要看路。」

她打開收音機，轉到一個老歌電台，跟著唱起來：「住手！以愛之名」（Stop! In the name of love）——她配上標準英國口音的歌聲眞是美極了。

每當我的車需要調校、換機油或做輪胎定位，她總是開心地自願爲我代勞，而且每次都和車廠約早上七點鐘（我心想：**大概是要早去早回吧**）。

有天下午她很不高興。「今天等到十點鐘才輪到我，所有好甜甜圈都被拿光了。」

「他們會送甜甜圈？」

「是啊。」她點點頭。「沒有巧克力的了。我只吃到一個藍色糖霜的跟另一個粉紅色糖霜的。」她頓了一下，想想又笑起來，「但這兩個也滿好吃的。」

「我還以爲妳幫我送車進廠是想順便多了解一點車子的事。」

「這也是啊。」滿滿的笑意在她臉上綻放開來。「上一次，他們有那個妳叫什麼的——油炸煎餅（crullers），好吃極了。」

3 譯註：承諾儀式（commitment ceremony），始於同性婚姻尚未合法前，同性情侶用以宣示承諾並公開昭告兩人關係的儀式。近年來一些異性同居情侶也開始採行這種不具法律效力的儀式而非舉辦正式婚禮。

4 譯註：單房工作室（one-bedroom studio），指的是隔成兩個空間，一爲臥室與衛浴，另一爲工作及生活空間的工作室式居室。

10

我觀察到，玉光並未抗拒顯露疲倦。相反地，她接受這點，然後躺在床上或屋後房間的長沙發上，凝視著窗外的山楊樹。

我們的針灸師建議我們去買小羊腿骨來燉湯喝。她說：「這對重建體力很有幫助。」我試過一、兩次，不喜歡那味道，也討厭廚房殘留的氣味。

但玉光繼續堅持，三天兩頭就帶生羊腿回家，噗通丟進鍋裡等著煮滾。她會倒一杯湯給我，一杯給她自己，「來吧，妳一定要喝下去。」

「妳何不連我的份一起喝掉算了？」我啜了一小口，這場苦難比原本預計的更加漫長。

她平靜地看著我，倚著水槽撐住身體的樣子帶著屈服的姿態。「要做對的事，我們要做對我們有好處的事。」

* * *

當所有家人死於毛澤東發動的某場徒勞無功的革命後，玉光的母親逃出中國，並於十七歲時在香港生下玉光。玉光不曾有過父親，也沒聽人提過她父親。玉光七歲時被送到一戶窮人家寄養，兩年後她母親認識了她繼父。母親很害怕這位英國軍人知道她有小孩之後就不要她了。

玉光的寄養家庭每天只供得起她一碗米飯和一點鹹魚。他們圍桌吃飯時，總是收起腳放在椅子橫檔上；晚餐時老鼠會大肆出動在桌下遊走，看看能否撿到一點掉落的飯粒或剩菜。瘦得像根電線的她，赤著腳在街上遊蕩。貧民窟的人都叫她「木頭美人」，因爲她總是滿臉悲傷。

她母親到了英國後始終無法懷孕，這才對新丈夫坦白，說她在香港還有個女兒。她丈夫飛回香港，來到那棟木板屋門前。這家的主人爲這高大的西方白人開門時，玉光也站在門口。他要她喊他爹地，接著就對主人破口大罵，說她母親每個月都寄生活費來，他們卻讓她這樣邋遢挨餓。

第二天，他帶她去看電影《一〇一忠狗》。她坐在他旁邊，一手抓著爆米花，另一手是巧克力麥芽糖。

有段時間，可能有六個月——玉光不記得確切的時間——他們一家三口暫留香港。她說那幾個月是她小時候最好的一段時光。每個星期六，她父母與鄰居打麻將時，她就溜出屋外，搭上雙層巴士的上層最前排，一路坐到九龍城另一頭。這段車程約半小時，接著她再走路去電影院。她有個最愛的演員——她會留意他在報紙上的照片——在粵劇裡演出，而每個星期她都會坐在大螢幕前，看著相似的情節於眼前展開。他總是扮演英雄，剛開始窮困不堪，但最後都會贏得王位和美人。附近若有英語片上映，她也會去看。開頭是新聞短片，接著是一段卡通，然後便是「傻瓜三人組」（The Three Stooges）主演的低俗鬧劇。「你不必懂英文也能看，他們就是這麼好笑。」

回家路上，她一樣坐上層最前排，然後在她家那條街下車。當巴士轉過街角，她便邁開瘦長雙腿和巴士賽跑，看誰先到街區盡頭。她總會確保自己能夠得勝，因爲這樣就能去麵包店買個奶油水果蛋糕犒賞自己。這是她一個人的遊戲。接著她再去糖果店，用口袋裡剩下的錢買一條箭牌口香糖和一顆酸甜口味的水果硬糖。

回到家裡，她父母仍在打麻將。她進門時沒人抬頭正眼看她，或問她一整天都去了哪裡。

那時第二次世界大戰剛結束。不久後她繼父調派去西德，全家人也搬過去。他們送玉光去英文寄宿學校，爲她改名薇奧拉，認爲這能讓她比較容易適應環境。她就這麼成了薇奧拉．瓊斯（Violet Jones）。

「這名字聽起來好像A片明星。」我對她說。

英文是她學會閱讀的第一種語文。學校裡的小孩霸凌她，因爲她是中國人而取笑她——「薇奧拉」這名字完全幫不上忙——但她正是在這裡發現自己本能的力量。她母親告訴她：「打回去。」

她要離家上學時，母親讓一個鞋匠爲她做了生平第一雙鞋。爲了能穿久一點，鞋子尺碼做得很大，要等她再長大點才會合腳，此外還在鞋邊鑲上金屬。她恨透了這雙鞋，因爲這讓她又多了個被人取笑的理由。她甚至曾把鞋塞在一輛停好的汽車輪胎下，希望車子移動時能毀掉這雙鞋。這招沒用——什麼都無法摧毀它——於是她將這雙鞋變成一樣有力的武器。

她計算了每一步行動。她等到霸凌者分散落單後，便用這雙鞋展開攻擊。她最想報復的目標，是帶頭霸凌她的肥胖大塊頭女孩。某天在校區邊緣，玉光見她走在步道上，便跑到她身後，抬起穿著這雙堅固鞋子的腳，狠狠踹上她的屁股。那惡霸往前跌倒，厚厚的眼鏡飛出，落在她搆不著的地方。她仆倒在水泥地上，伸出右手要拿眼鏡。玉光衝到前頭，準備用她的大鞋毀了那副眼鏡。

「這種時候，正好能顯示妳是哪一種人，哪種性格。」她對我說，「在某一刻，我改變了主意。我彎下身，把眼鏡拿給她，用英語說我很抱歉，然後走開。

「她跳起來追上我，給我三顆她的彈珠，然後抓起我的手，拉著我一起去運動場。」從那以後，這矮瘦的中國女孩和大塊頭英國白人女孩便成了最好的朋友。

由於玉光努力學習，加上對數學的敏銳直覺與富有魅力的面孔，她的老師都喜歡她並與她十分親近，她因此學到完美的衛生習慣與優雅的舉止儀態。

那些英國小孩全都營養良好，她的前半段童年卻烙著飢餓的印記。她因此發展出對燻鮭魚、烘豆、烤牛肉以及約克夏布丁的強烈喜愛。

她母親卻阻止她繼續喝牛奶。「這樣妳會長太高，將來找不到中國丈夫。」

玉光其實對自己的中國血統不太有概念，因爲她學到用來閱讀與解方程式的第一種語言是英語。她在香港度過的前十年生命是一片混沌，只是努力求生存和迫切抓緊任何機會。但學習破譯文字、建立艱澀難懂的數字邏輯，甚至只是坐在教室裡——這些一再重複的日常生活，卻開始以一種英國調性形塑她的性格。

她養成一口高級知識份子的口音，乍聽會以爲她與伊莉莎白女王經常共進下午茶。她的中國聲音已消失在發音清晰、精確的新學語言之中——對音節和子音的特別注意，導致她怪異地唸出鋁（aluminum）、時間表（schedule）、維他命（vitamin）時，宛如在一片對外隔絕的黑暗海水中游泳。儘管偶爾她也會丟出這麼一句：「我去上廁所（I go to bathroom）[5]。」

高二那年春天的一個下午，她擊敗了女子一百公尺短跑世界紀錄保持人，足足快了兩秒。體育老師簡直爲之瘋狂。

教務長打電話把這事告訴她父母，他們決定讓繼父在暑假時協助她訓練。他們爲她買了跑鞋、短褲以及無袖棉布T恤。

第一天，她隨著繼父來到無人的夏日田徑場，全身大半肌膚暴露在外，讓她覺得脆弱而危險。事實上，當她進入青春期，繼父便開始以令她不舒服的方式關注她。一年前一個雨天午後，在她父母臥房外的走廊上，他伸手捏了她的左胸。此時她心想，**每天都要來這裡練習跑步，連續兩個月**？

她離開跑道，對他說：「我不想再跑步了。」無論他如何懇求，她都不肯改變心意。

她母親從未眞正學會新的語言，因而變得更孤立、更不安。她拿起棍子抽打玉光。「妳對繼父的態度爲何不能好一點？他那麼愛妳。」

「我繼父會帶我去看電影。有天下午我們看的是《冷暖人間》（*Peyton Place*）。電影裡的父親讓他的繼女懷上身孕。我看到這段時，腦子靈光一閃：**那可能就是我的遭遇**。我很確定，如果繼父讓我懷孕，我媽一點都不會在乎。這只會成爲另一種留住他的方法，而她會把那孩子視如己出地養大。

「從那天起我就開始準備逃亡計畫。住在隔壁的女人常聽到我被我媽打時發出的尖叫聲，她因此兩度報警。」

「警察來了以後呢？」我問道。

「我繼父是軍人，他會出面跟警察交涉。他們不敢對他怎樣。」

當她滿十八歲，那位鄰居開車送她去離家很遠的機場。她存下了飛往英國南部的機票錢，她在那裡有個朋友可以合住一間公寓。她只打包了少量行李，並從父母房間的五斗櫃偷走護照。

她從此再沒見過他們，就這樣孤身一人，沒有姑姑阿姨、堂表兄弟、伯叔舅舅、兄弟或姊妹，完全沒有任何親人。她的孤獨成了她的家人，與她十分親密，她也了解它的一切，對它十分滿意。

當我遇見她時，她的母親與繼父已消逝在她過去的生命中。

「難道妳不想知道他們是不是還活著？現在在什麼地方？」身爲正牌美國人，我不可能這麼放下不管，我會認爲一切都能改變、能變好、能有個快樂的結局。

但光這個問題就讓她驚訝不已，她說：「不。我爲什麼會想知道？我媽恨我。我才七歲大她就丟下我整整兩年不聞不問。」

「可，可是，」我結結巴巴，但我有多年的心理學基礎撐腰，「妳母親並不快樂。她在中國失去了家人。她——」

「我不想知道。」她搖著頭打斷我的話。

在某種意義上，玉光是我見過最成熟的人。她不期待母親會有所不同，或能滿足理想中的母親形象。她燒盡所有痛苦與渴望，看清面前的母親眞正的樣貌。除了事情的本來面目之外沒有多餘的期待。**妳拿到的就是這些牌；現在向前看吧。**玉光直接凝視恐怖、弱點，以及生命中的幸運與厄運。

一九六〇年代，她二十歲，獨自在倫敦生活時，在電影院裡發現了莎士比亞的戲劇。她心想，**啊。終於有個了解我的人了**，並夢想往後能成爲莎劇學者。

但是，住在基督教青年會，身上沒錢也無謀生技能的她，被秘書學校駁回入學申請時哭了。「我的打字速度不夠快。」

晚上在青年會裡，一位年長的女性住客教她下西洋棋。沒過多久她就擊敗了她的老師。

「妳很聰明，」那位女士說，「妳應該去從事程式設計。」

「那是什麼？」

她上了六個月的課，最後經過一次測試，進了紐約的「自動資料處理公司」（Automatic Data Processing, Inc.），這家公司的老闆是華爾街的傳奇人物。他總是穿著白色長袖牛津布襯衫，以遮蓋刺在手腕上的數字——那是他在奧斯威辛集中營的編號。

紐約這家猶太企業僱了許多正統哈西迪派猶太教徒，他們帶著玉光了解關於股票、債券以及有整個房間那麼大的電腦的一切。最後她寫出了讓其他設計師得以發展出各種程式的程式理論架構。公司便僱了約翰．藍儂的律師來爲她取得綠卡。

我的摯愛就這麼成了上西城的紐約客。

她五十八歲時退休，終於能夠研究莎士比亞，她用四年得到莎拉．勞倫斯學院的文學學士學位，與她同班的所有學生幾乎都比她小上四十歲。

在莎劇課堂上，輪到她舉出一段印象深刻的劇情時，她選了《奧塞羅》。她告訴我，當她唸出這段台詞：當你們呈報這不幸的事實，請照我的本來面目敘述；莫徇情迴護，也勿惡意構陷：你們應當說，我是個在戀愛中並不明智，而是陷得太深之人。淚水也同時滾落雙頰。她用了一生來理解這齣偉大劇作文字背後的眞理。那些坐在她周圍課桌的二十來歲學生，多半只是因主修戲劇而必須上這堂課，此時目瞪口呆地看著她。

其中一人大聲說道：「哇，妳對這段眞的很有感覺，對吧？」

＊＊＊

我用了好幾年又哄又勸，才讓玉光說出過往生命中的微小細節。她不想讓人爲她覺得遺憾——或者更糟，聽了她的故事後覺得悲傷。

有天她對我說：「我要告訴妳一件事，但妳絕不能告訴任何人。」接著她便陷入沉默。

在她猶豫不決的這段漫長時刻，我開始胡思亂想：她殺了某人，或是她有了新情人。

「什麼？到底是什麼？」

「我要去考高中同等學力測驗。」她小聲說，「我高中沒有畢業。」

「這就是妳說的大祕密？」

「在我高中最後一年，有次我繼父來寄宿學校看我。停車場上有個用過的保險套。他一看到就抓狂，立刻拉著我離開學校。他的占有欲很強。」

「他把妳帶出學校時妳沒抗議嗎？」我問道。

「沒用的。我的整個童年就是一直被人拽著從這裡到那裡。從來沒人跟我商量。」她聳聳肩說道。

「是沒錯。但妳說不想跑步的時候，不是也找到對抗他的力量嗎？妳不懷念嗎？」

她再次聳肩，「我不得不作出這個差勁的選擇，那是一個自我傷害的內在傷口。那天，我明白自己將會失去熱情，而我一回學校，幾乎就不再花時間跑步。我沒再破過紀錄。這是一種心理上的權宜之計。」

＊　＊　＊

現在玉光也得了癌症，她切除了左側乳房。這是我第一次見她擔心親人的問題。夜裡躺在床上，她洩露了她的恐懼。「等我真得變得沒用，不能照顧自己的時候，誰來照顧我？」她每天狂熱地洗著水槽裡的碗盤。「至少我們可以讓這裡保持整潔。」

她常照鏡子，想爲化療開始後將會整撮掉落的頭髮預作準備。「我應該先發制人，現在就把頭剃光。」

她打電話給一位資深禪師珍，她曾爲一位出家新人剃度。「妳願意爲我剃頭嗎，拜託？我猜我正在經歷某種轉變，但不是宗教方面的就是了。」

「我很榮幸能幫上忙。」珍說道。

九月中旬一個週日，藤蔓上掛著最後一批番茄，桃樹的葉子開始變色，玉光坐在我的後院，珍拿著剪刀將她的黑髮盡可能剪短。接著，她用刮鬍霜和一盆溫水，拿著剃刀緩慢小心地將我甜心的頭給剃光。

「哇，妳的頭形很漂亮。妳會是個很好看的僧侶。」

她們結束後，便將她的長髮和髮渣倒入堆肥箱。玉光說：「讓蟲子去處理。」朋友們帶來爲她的光頭而織的毛線帽。有紅的、綠的、黑的、黃的和橘色的。她連上床都戴著這些帽子。

「我覺得自己好像跟個女學究睡在一起。」我告訴她。

「妳要知道，沒有頭髮是很冷的。」

她買了頂假髮但從未戴過。有天晚上，我要她拿出來戴一下。「我想記住妳以前的樣子。」

她照做了，宛如頭上出現一條黑色頭巾。她在臥房裡快活地大步前行。「我來了。」她將雙臂一張——接著再把假髮一甩，「眞正的我來了。」

5 編註：I go to bathroom，少了介系詞 the，不符合正確的英文語法。

深入骨髓

此刻，十一月對我來說，就是生與死之間的天平。我希望那重量能夠轉移，再次移向對我有利的這邊。

一九八六年，我第二度前往巴黎，找到了西蒙・波娃（Simone de Beauvoir）的墓地。她與相伴五十年的伴侶尚－保羅・沙特（Jean-Paul Sartre）相鄰葬於蒙帕納斯墓園（Montparnasse Cemetery）。

墓地排得非常緊密；密到連野草都無法生長——每一吋空間都被填滿，整個墓園就是一座水泥城市。我走進墓園，找上一位穿米黃色大衣的矮小男士。我用破爛法語提出的問題還沒問完，他的手臂便筆直一抬，指向二十區的方向。

我想再次確認。「波娃？」

他點點頭便走開，我甚至來不及用法語說「謝謝（merci）」。

我已去過雙叟咖啡館（Le Deux Magots），那是沙特與波娃相遇之處。我在那裡喝了用陶壺裝的熱巧克力，啃了個酥脆的可頌。這裡，這個浪漫城市中的聖傑曼區（Saint-Germain-des-Prés），正是這兩人交談、建構哲學，以及分享彼此開放式關係中的八卦之處。

這兩人的名字總是連在一起，但我要造訪的是西蒙的窄小墓地。我要為二十多歲時在《第二性》中讀到的一句話感謝她。這句話像鐘聲般在腦中響起，為我的未來指出方向。我將這句話意譯如下：想要創作，一個人必須深深扎根於社會之中。讀到這句話後，我便發誓，要用盡一切力量開出自己的路，讓人聽見我的聲音。我知道長久以來女性總是被排擠到邊緣地帶。

她就在這裡，躺在這些大理石、花崗岩和水泥之下。我在原地站立良久，附近找不到鬆動的小石子可作為到此一遊的標記。於是我從錢包裡拿出一美分銅板，放在她的名字下方。

我們的生命終將逝去，但她文字中產生的連結卻超越死亡而長存。

11

九月時，每週一次的八次點滴療程結束了。接下來我可以休息一下，只剩每個月一次的四次療程。眞是鬆了口氣。

九月底，我在法國還有一次兩週的閉關行程，整個夏天我都在祈禱別讓這次行程也被迫取消，而腫瘤科醫師同意放行了。是，我是有點虛弱，但讓我離開這裡吧。

一位多年的學生從墨西哥飛來聖塔菲陪我一同搭機，每到一個機場轉機，便用輪椅推著我前往下一個登機門。

抵達巴黎時正是明亮的清晨，我們租了輛黑色汽車，一路開往維萊法瓦爾農莊（Ferme de Villefavard）——這座藝術中心的前身，是我一位學生的祖父建立的農場。

我爬上三段漫長的樓梯，待在這座高大的破舊石砌農舍三樓。我堅持要這個以前住過的房間。這裡有兩扇屋頂窗，打開就能看到在綠色長草地上放牧的棕色肉牛。

兩天後，我面對三十五位來自英國、荷蘭、德國、澳洲與美國的學生。令我欣喜的是，其中至少有十位有色人種女性。三十年前，我得連哄帶騙才能有一位拉美裔、非裔美籍或菲律賓女性加入。時代變了。感謝上帝。

主辦人對本次活動流程與安全設施做完解說後，輪到我說話了。我坐在那裡，好一會兒靜默不語。學生可能以爲我正搜索枯腸，準備語出驚人。然而事實卻是，在那一刻，我沒有任何能教他們的東西。我的腦袋跟乒乓球裡面一樣空。教了這麼多年，我確定只要我想，一定能找到可講的東西——**啊，說到寫作修行**——可是，不行，這些都太久遠，那是我得癌症之前，身在另一個世界的事了。

小娜，快說話，說什麼都行。「各位長途跋涉來到這裡。」又一個漫長的無語時刻。「你們有筆。那很好。」我看看四周，「啊，還有筆記本。」**記住，小娜，妳是個作家，老在紙上寫個不停。**「你們都知道該怎麼做。」

他們無所適從，只能遁入自己的思緒或是筆記之中。

那兩個星期，大半時間我就這樣站在思緒的薄冰上，深怕踩空。

一位從德國前來，擁有耶魯大學博士學位的女子，在我說話的時候身子前傾，驚詫的臉上眉頭深蹙，緊抿雙唇。

最後我終於開口：「佩琪，妳讓我不太自在。」

「我只是想要理解。」

「別想太多，否則妳永遠沒法真的寫出東西。」

她開始解釋，美國加州老家的十個兄弟姊妹各有成就，像是律師、醫生或老師，年長的兄姊還會督促年幼的弟妹。「但是現在，」她對我說，「他們當中好多人開始付出代價，酗酒、憂鬱症藥物上癮，或是離婚。」

啊，典型的美國作風。「那就把它寫下來。」她看起來輕鬆了點。至少能夠寫出事實。

第一週就這麼緩緩度過，我每晚都睡得很沉，到了早上卻疲憊不堪，幾乎做不了任何事。接著，我發現嘴裡好乾，不管喝多少水都解不了渴，同時還嚴重便秘，我把這歸咎於這些天所吃的法國長棍麵包。我通常都吃無麩質食品，但在法國，處理麥類的方式不太一樣。我也趁機取個巧，反正麵包乳酪，乳酪麵包，都差不多。

事實是，我的身體正在衰敗，但我得帶完這次閉關。每天晚上我會帶十五個學生慢步走在鄉間窄徑，聆聽一排排熟成玉米被微風吹動發出聲響前的片刻寂靜，觀看在原野上津津有味咀嚼青草、跳躍玩耍的小羊。我們從懸鈴木下走過，看見木屋附近的豬隻，再經過種在穀倉外緣的一排排花叢。

＊＊＊

我在法國的時候，玉光做了第一次化療。之前她與艾莉絲那段九年的關係中有個女兒，這次會飛過來陪她待一星期。她在電話中告訴我，第一次療程後感覺不算太糟，但她也提醒我，副作用會慢慢累積。

我怎麼能在這時離開她來法國？雖然我們討論過這件事，最後並同時說出結論：**去吧**！

「妳已經準備好要出發，再次感受獨立的滋味，」她說，「妳要是留在這裡，什麼也做不了，一點忙也幫不上。而且正因爲有前往法國的希望，妳才能撐過整個夏天。」

「妳確定嗎？我是不是太冷淡了？」

「我就是要妳走開。再說，我喜歡和我的繼女一起消磨時間。我們只會讓妳覺得絆手絆腳。」她再貼近話筒一點說，「我很高興妳去了法國。還記得我們的約定嗎：我們都要放手去做我們必須做的事。」

我每天都會跟她通話，聽著自己的聲音在農舍的空蕩走廊上迴響。有好幾次電話無法接通，我便對話筒大叫：「去你媽的！」我確定我的學生都聽到了。「玉光，妳還好嗎？」但我只聽到電子雜訊，而這聲音顯示出的，正是我們爲了生存而創造出的精神距離。

＊＊＊

我撐過了這兩週，但一回到家，我就病得下不了床並咳個不停。廚房感覺離臥室好遠，遠到我走不完這段距離。

回到家的第一週，我去做了一次血液檢測。隔天我的腫瘤科醫師就打電話來：「我知道妳爲什麼會這麼累，妳的鈣離子濃度太高了。妳最好明天就來一趟。」

安妮陪我一起去。玉光剛做完化療還在緩解，便留守在家等我們的電話。

腫瘤科醫師對我說：「妳的癌細胞開始活動了。」

「可是怎麼會？」我以爲已經沒事了。

「因爲妳的咳嗽。它可能已經擴散到肺部。」

* * *

玉光看我拖著身子走到浴室，聽見我語帶驚恐地打電話尋求醫療意見及掛號約診。每一家診所的等候名單都很長，我最快也只可能在一個月後掛到某位醫師的診。「這樣太久了，我已經滿身都是癌細胞。」

玉光持續發狂似地清理廚房，連爐架都刷洗了三次。我掛掉電話，走向她，拿走她手上的海綿，指向沙發說：「夠了。」

當時我們已經好一陣子不怎麼交談，我們都身在各自的平行地獄裡。

我們倆都從很小就開始獨立自主。是的，我有爸媽、一個妹妹，還有可稱作姑姑阿姨、伯叔舅舅、堂表兄弟姊妹的親人——但我總是感到極度孤單。十八歲時我離家上大學，從此再也不曾回去。我一年會探望爸媽一次，但我們之間已沒有什麼情感連結或支持。有人會問：「他們對妳寫的書有什麼想法？」他們一本都沒讀過，我們老家連一本書都沒有。

我是個不怎麼引人注意的沉默小孩，但那與我和玉光在一起時令人舒適的沉默不同。我自在地活在自己的思緒裡，徜徉在自己的想像中，在這份由另一個人類提供並接受的安全感中深深放鬆。對我來說，這就是活生生的禪：活在當下。不用碎念、批評或不斷自我保護。我們在這份沉默中過得很好，它讓我能在腦中放聲大叫，而這是我所知道觸及自己痛苦經驗的最好方法。

說到底，我們其實是與彼此分享深沉的孤寂。

＊＊＊

我去做了電腦斷層掃描，然後與我的腫瘤科醫師討論掃描結果。結果不太好。

「我打電話給坎德醫師（沒錯，這就是他的姓[1]），他是泌尿科醫師，說會安排時間幫妳會診。妳的左腎有個腫大的淋巴結，我也給安德森癌症中心的醫師打了電話，我們得把妳血液中的鈣離子濃度降下來，這樣太危險了。」

第二天，我在一個無窗的房間等著見這位泌尿科醫師。有個人穿著藍色醫師值班服走進來，他看起來簡直就像個國中小鬼。我幾乎要脫口而出：「足球場在那邊。」但他直接坐在我對面，然後開始解釋我需要盡快裝尿道支架。他翻著一疊表格說：「我明天早上有個空檔可以做手術。」

「明天？爲什麼？我以爲今天只是諮詢醫療意見而已。」

他讓我在一台機器上看了些照片和X光片，解釋問題所在。他告訴我，如果不盡快裝支架的話，我可能會失去一個腎臟。

「可以改天嗎？」我問道，「我需要一點時間。」

他調整一下眼鏡，「星期五我也有時間，但妳得盡快決定。」

我到家後，聽到一條腫瘤科醫師的留言。她從安德森癌症中心處得知，我必須連續兩天服用大量強體松，這樣應該能降低我的血鈣濃度。

我回電給她說：「不行。這麼大的量會把我搞得精神錯亂。」

她告訴我，她會提出另一份不同處方——但一定要解決某些狀況。

慢慢地，我腦中浮現一個畫面：過去四個月來，用點滴打進我手臂的「哦鮪魚肥男」其實給了癌細胞養分及多餘的時間成長，而這段期間所作的一切全都沒用。

所以每週只看血液檢測報告是不夠的，腫瘤科醫師只會重複這麼說：「以這樣的指數，癌細胞不可能活得下來。」

嗯，等著看吧。

這一次，癌細胞不在血液中，而是在我的淋巴結。這些細胞沒被檢測出來，於是自由自在地發展到全盛期。我的高血鈣就是癌細胞吃掉我的骨頭後，把剩下的東西丟進血液中造成的。

電腦斷層掃描也顯示，環繞腹主動脈的腫大淋巴結沒有變大，但也完全沒縮小。

腫瘤科醫生再次來電。雖然我在咳嗽，不過我沒有肺癌。那我到底得了什麼？最初的血液檢測報告顯示是慢性淋巴細胞白血病，但可能是我有兩種癌症，其中一種對「哦鮪魚肥男」完全不起反應。現在我需要對那團淋巴結做切片檢查。她給了我約診的電話號碼。

我掛了電話，坐在椅子上，望向窗外。滑雪場山谷上方，山楊樹一片燦黃，從市區望去，則綴得滿山金黃片片。**我們應該開車上去**。

我說服玉光一起開車出遊，我坐在副駕駛座。想要上山賞山楊樹的車子大排長龍，起先車速很慢，後來才快了一點。

一路上，我盯著自己的膝蓋。我知道自己不能待在溫暖舒適的癌症中心，幾個月下來，我已知道所有護士的名字。薇若妮卡，是個單親媽媽，有兩個已在上學的小孩，打點滴時她一次就能順利扎進我的血管。凱西，第一個專責照顧我的特別護士，正懷著第二個孩子，已經八個月了，是她向我保證，我不需要在身上開個化療的洞口。蘿蓮，在聖塔菲長大，婚禮卻辦在夏威夷，因此所有親人都沒能出席。癌症中心離我家很近，只有五公里遠。

我打電話到明尼蘇達州的梅約醫學中心；打給他們的鳳凰城分院；打給一位西雅圖的血液專家；打給一個學生的連襟，他是一位在底特律的癌症研究者；透過關係打給華盛頓特區一位國家衛生研究院的人；打給阿布奎基的新墨西哥癌症中心。我這一生無所不用其極逃避與醫學界的關係，但如今我的性命全得靠它了。

我相信針灸、順勢療法、自然療法，它們的道理對我說得通，但癌症完全沒道理可言。我已經不在同溫層內。我得拋棄所有見解，以及所有喜歡的與不喜歡的一切，昂首闊步進入這野獸的肚子，這披著白袍的醫學世界。

正當玉光專心開車，我深陷在這樣的思緒中：**我要結束這一生。我不想再這樣下去。我一點也不在乎這些秋天的樹葉。**

我們到了山楊步道（Aspen Vista Trail），陶醉的遊人穿梭在停車場的汽機車之間，抬頭仰望映著湛藍無比天空的樹葉。我們停好車，但我紋風不動。

「妳不下車嗎？」

我搖搖頭，「我想回家。」

玉光猛地轉頭看著我，接著便一語不發把車子調頭。

回程路上我都在想著如何殺了自己。我以前從未自殺過。但如今，終結我這條性命的任務顯得非常實際而迫在眉睫。

一小時後，我倒進家中沙發的懷抱，這個念頭又一掃而空。我說不清是怎麼發生的，但這個渴望冒出頭時，我記起一個朋友與我同遊日本時對我說過的話，他說：「渴求佛性的形式之一，就是渴求不存在的事物。」而我直到現在才豁然領悟這個事實。

1 譯註：原文為Dr. Kind，kind即為「仁慈」之意。

12

我在清晨六點半醒來，只覺得需要走出這屋子，便披上衣服走出門外。我沒有力氣，腳步如蝸牛一般，太陽還藏在山後，光線清冷。邁出一腳，再換另一腳，在泥土路面的切羅．葛多路上往下走。

二十分鐘後我經過烏波野禪修中心，這段路程以前不用五分鐘就能走到。我聽見木製鐘板響起，正召喚學生準備打坐。

我再走遠一點，來到一座農舍。我知道它的德國主人現在不在。再往前一些，這時眞的走不動了。我停下來，直接坐在泥土路邊。

一輛白色汽車放慢速度。「嘿，娜妲莉。我剛才就看到是妳，總是在修行啊。在慢步健行嗎？」他還眞快活。

我抬眼看他，累得連嘴角都快動不了。「是啊。」

白車往前開動加速離去。車輪揚起一片塵土。

我心想：「禪修是給還有力氣，而非行將就木的人做的事。」

我瞥向路面，沒看錯吧？那是條牛蛇，有二公尺長，中段肥胖，身上是淺黃色綴著大塊斑紋，正橫越這段路面。我認得這種蛇。我還住在道斯鎮的平頂山上時，某天下午三、四點，打開毗鄰工作室的禪堂門扉，就看見一條牛蛇蜷在我的蒲團上。驚慌之下，我打電話給朋友尚恩，他開著那輛快散架的廂型車駛過坑坑疤疤的道路到我這兒來。他像弄蛇人一樣，讓牠繞上伸出的手臂，接著把牠帶出屋外，放進鼠尾草叢中。透過尚恩，我才知道牛蛇體型雖大但其實無害。

切羅．葛多路車流不多，這個時刻更沒什麼車經過，但只要一輛車，就足夠把這條蛇輾死。我已累到站不起來，便爬上路面，在離那條蛇六英寸遠處平行躺下。這樣牠們得先殺了我才行。

貼近之下，我能看見這條蛇的兩側鼻孔處有鬍鬚。「快啊，寶貝。」我對著荒蕪的空氣、荒蕪的一天、荒蕪的生命悄聲說：「動啊，繼續走啊。」牠的臉爬過我面前，鑽進路面邊緣乾燥多刺的豬草中，頎長優美的身體跟在後頭。我歪歪倒倒地站起來，走路回家。

* * *

我安排星期三去做環腹主動脈淋巴結的切片檢查，星期五去做尿道支架手術。這一週我每天都得抽血樣，到最後血管已抽不出來，也越來越難找到可抽的血管。我身上從來沒有這麼多瘀青。

那天我到醫院做切片檢查，但低估了它的複雜程度。介入放射科醫師要將一根針放進我的下腹部，繞過但不能刺穿任何器官及腸子，然後從那圈腫大的淋巴系統取下一片樣本。

一個興高采烈的護士幫我做術前準備，接著我在輪床上從一個等待區被推到另一個等待區。手術室現在有人，無法使用。她不斷向我保證一切都會順利。

我很想說，這些年的靜坐冥想發揮了作用，讓我在此時非常平靜。情況並非如此，但我也並不緊張。我進入一種靜默而鎮定的麻木狀態。我讓動物性的身體投降，就像一隻獵物知道自己被抓住時那樣。無路可逃。我的身體不再爲我所有。我會放棄。**拿去吧**。

我只有醫師要侵入施術的部分被局部麻醉，除此之外，我是清醒的。他決定以最有把握的方式，從背部作切片採樣。我側躺著，臉轉向一邊。他對我說過，得像個石頭動都不能動。沒問題，我這就紋風不動。

當一切結束，我翻過身後，才明白整個切片過程有多危險。醫師用手背抹去臉上的汗滴說：「眞不容易。我剛才都不確定能不能搞定。」放鬆下來後他得意地拿起裝在罐中的切片樣本。

第二天，星期四，等待明天支架手術的同時，我回到癌症中心，這次要插另一根針頭進我的手臂。我必須持續補水，因爲高血鈣會讓人脫水。這次點滴是一次ＯＫ繃式的速成手段，而我只在點滴室待了一小時。

此外，我們還得盡快想出解決方式。我需要某種類似強體松的東西來穩定病情，直到能決定用什麼方法阻止癌細胞爲止。

星期五早晨，我報到準備動手術時，一點也不緊張或興奮。我的麻木也是種優勢，我會撐過這次手術。有時候，能撐過就是勝利。要撐過去。要繼續活下去。

我在輪床上被推進冰冷的手術室，這場手術有八個人參與。我看見那位泌尿科醫師，他正在角落裡深呼吸，上身前彎至膝，雙臂高舉過頭。這是他讓自己進入狀況的暖身方式。這支架將通過我的尿道，往上進入我的左腎。就像運動員一樣，這需要專注與表現能力。我在一萬流明[2]的光照下微笑，接著一根針頭扎進狹窄的血管，我便失去意識。

我醒來時身在恢復室。坎德醫師碰碰我的腿說：「一切順利。但妳的尿道很窄，我得使勁推才行。」

不過，體內有個支架實在悲慘。有時我甚至痛到幾乎走不了路。另一個選擇是把它拿出來，但這就要冒著失去一個腎的風險。

我選擇留住它，等我們找出擺脫癌細胞的方法後再把它拿出來，然而目前仍無可見的治療方式。

下一週，我開始試行一個治療方案，每天服用五錠、每錠四百毫克的皮質類固醇「地塞米松」。這樣能讓我的血鈣降至正常指數——卻會讓我變得不正常。這計畫的做法是我連續服用四天，然後休息四天，接著再開始一個循環。這是我的腫瘤科醫師收到安德森癌症中心建議的轟炸式療法後，提出的另一折衷方案。

服完第一輪藥物後那幾天，我的身體與情緒上的所有症狀都被放大、增強爲原來的四十倍。剛過去的疼痛升級成彷彿永遠不會停止。全身每個部分都灌滿痛苦。陳年的扭曲自我保護與防衛機制再次出現。我覺得我要瘋了，再也沒有我能容身之處。

我設法對一位朋友完整表達我的絕望。「或許，」她說，「這是藥效消褪的副作用？」我從來沒搞清楚是否眞是如此，因爲我已深深迷失在痛苦中。我只能緊抓住現實的脈絡——接著，緩緩地，再三天後，我又能讓自己降回地面。

＊ ＊ ＊

我最後一次去聖塔菲癌症中心是個古怪的苦樂參半經驗。我知道自己終會離開——我需要用激烈的改變挽救自己。我在聖塔菲的腫瘤科醫師是癌症全科醫師；而我需要的是個血液疾病專科醫師，或說血液學家。我會懷念這奇怪的地方以及我被推入的這個群體。我認識安排約診的那位女士、知道浴室在哪裡、認識那個不知所措，彷彿只是在情境喜劇中演護士的實習護士。我會厲聲指示她：**點滴袋空了；拿**

出妳的眞本事來；我的靠枕在那裡。而她會面露微笑，對我視而不見，然後一轉眼又去做自己的事。

我會懷念那位特別護士。幫我量完體重、體溫及血壓後她會開心地問：「妳今天好嗎？」我會這樣回答：「這是癌症中心，我得了癌症。幫幫忙，別再問了。」但每週她仍會問一樣的話，我也只能翻白眼了。

這次我來做補水療程；她見我一臉絕望，便問道：「一到十，妳的壓力指數是多少？」

「指數有十一嗎？」

她把東西收在手上，悄悄關上這個無窗房間的門，當血壓計擠壓著我的手臂，在全美國最亮的燈光下，她命令我：「我們來祈禱。」

好啊，隨便啦。

我們緊閉雙眼，在漫長的一分鐘祈禱儀式中呼喚耶和華、毗濕奴、佛陀、宙斯、阿芙蘿黛蒂、阿拉、聖靈以及神祇族譜上的任何成員，連牆上一幅有瀑布照片的月曆都被我們震落地上。

我會懷念這裡的所有人。

2 編註：「流明」為亮度的單位。

13

阿布奎基，新墨西哥州最大的城市。對於住在道斯鎮與聖塔菲的人，到這裡就像進入另一個美國。要到這裡，得開車往南穿過格蘭德河峽谷（Rio Grande Gorge），再上二十五號州際公路以時速一百二十公里經過乾燥不毛的普埃布洛族（Pueblo）原住民村落。從聖塔菲搭機則是整整六十分鐘航程，我們與阿布奎基的關係大約便是如此。

阿布奎基下雨時，聖塔菲就該下雪了，這座山城以藝術及觀光維生。阿布奎基則有工業、工作機會和一座新的一流癌症中心。這讓我有了另一個往南走，到海拔高度降低六百公尺之地的理由。

我對這地方的第一印象：太整齊、太有秩序、太閃亮、太有組織。

我似乎幽閉恐懼症發作，充滿抗拒感，但我預約見面的這位腫瘤科醫師聰明、有效率，也有點古怪。她對自己的專業顯然胸有成竹，直接建議我用苯達莫斯汀

（Bendamustine）和利妥昔（Rituximab）治療慢性淋巴細胞白血病。

我知道苯達莫斯汀。這種藥已在東德使用三十多年，但最近才引進美國。它的效果很好。我知道聖塔克魯茲（Santa Cruz）有位八十歲的病患，服用後病況便減輕許多。

但我也知道這種藥的黑暗面。我問她：「妳認識馬克・凱茲嗎？」馬克是我在道斯鎮的一位嬉皮老友，和我一樣得了慢性淋巴細胞白血病。一年前，他在這裡做過一次苯達莫斯汀的療程，他的骨髓製造功能被完全摧毀。通常使用化療藥物時，整個免疫系統會被擊倒，但一、兩天後就會恢復，或者至少趕得上下一次療程。但他的免疫系統沒有回復，過去一年來，他需要每週洗腎。

「中心裡每個人都知道馬克。這是很不尋常的病例。」

「呃，如果這東西在我身上發生這種狀況，那就完了。我沒辦法洗一年的腎。」

「這樣的話，很明顯妳就得服用伊魯替尼（Ibrutinib）。」

就是它了，我之前在休士頓第一次聽到時就想用這種藥。但它才剛上市，而食品藥物管理署只允許在先用過其他藥物——以我的情況就是指單株抗體——並失敗的情況下才能用伊魯替尼。當時我不符資格，因爲還沒試過「哦鮪魚肥男」，但現在我符合資格了。

你只要每天吃三顆膠囊，它不會亂搞你的DNA或摧毀你的免疫系統。它只針對B細胞惡性腫瘤，能讓布魯頓氏酪胺酸激酶停止分泌，這種酵素是癌細胞生存的必要物質。但其中的陷阱是：你得一直持續服用，直到癌症完全消失爲止。這會讓我永遠無法擺脫藥物。而伊魯替尼才剛上市一年，也就是說，沒人知道它的效力能維持多久。

癌症十分陰險狡詐。我聽說過，當某類癌症正被某種藥物消滅時，它會轉變爲此種療法無法對付的另一種癌症。我心想：**原子彈爆炸後能活下來的就只有蟑螂和癌細胞了。**

「伊魯替尼對年長者或許會是較好的選擇。」我沉默了好一會兒，腫瘤科醫師補上這句。

「妳剛說我是老人？」之前在休士頓我已有過一次類似的對話。

這位腫瘤科醫師見過世面而且頗機靈——但我敢說，若是無論如何我就是要使性子，她就會開始用數據和事實來回應。

我喜歡她，但她給我的感覺不那麼對。同時，我知道不該太挑剔。我得盡快開始某種治療方案，於是又回到起點：我該怎樣找到一位對的醫生？

我放棄爲了找到「對的」醫生而跑遍全國的想法。我太虛弱，而且那支架弄得我痛不欲生。我必須在新墨西哥州展開治療。

近年來，新墨西哥大學癌症中心的好評日漸增加，有位我在聖塔菲認識的家庭醫師幾乎用氣音悄聲對我說：「那裡幾乎跟安德森癌症中心一樣好。」彷彿她正因質疑休士頓的這個萬能癌症帝國而懷有罪惡感。

我打電話給前女友米雪兒，她是這所大學的法律顧問。「妳能幫我查到你們大學的醫學中心有哪個好的血液科醫生（blood doctor）嗎？」我知道現在應該要說血液學家（hematologist）才對，可是用個聽起來像德古拉（Dracula）或巫醫（curanderos）的名字好玩多了。

隔天她回電給我：「有個正要出席聽證會的血液學家。每個人都以爲她的病人必死無疑而放棄時，這個醫生卻堅持下去而救了他的命。我同事說她確實有一套。」這時米雪兒語帶猶疑，「我同事說她簡直是個聖人。她在阿布奎基長大，但只在新墨西哥州受過教育。」

「她叫什麼名字？」

「杜西妮．亞拉岡。」

我打去亞拉岡醫師的辦公室，但完全約不到診。我掛上電話，開始踱步。**妳還認識什麼人？妳還認識什麼人？**我誰都不認識，這下又退回原點。**想想，小娜，跳出框架思考。**

我靈機一動。羅伯．史崔爾，是我二十出頭時的男性朋友，我們那時一起搬到新墨西哥州。現在他已是阿布奎基的著名設計師與建築師。

我打電話給他，並留下一條語音訊息解釋我目前的狀況。「你有沒有認識的人能幫我排上亞拉岡醫師的診？」

二十分鐘後電話響起。是羅伯打來的。「我認識那大學裡一位兒童腫瘤科醫師，是她很好的朋友。他男友在我手下工作。他正發電郵給妳，裡面有那位醫師的電郵和他需要知道的資訊。他今晚就會把資料轉給她，她就住在附近。」

即使如此，還是花了十天才確定掛到亞拉岡醫師的診。

這位腫瘤科醫師必須是正確解答，我再也沒有搞錯的餘地。癌細胞正在攫取動力，而血鈣濃度也沒法壓低太久。目前藥物的效力能壓住它，但我無法承受再來一次「地塞米松」的四日循環療程了。癌細胞再次啃噬我的骨頭並將鈣質排進血液中，只是時間早晚的問題而已。

14

烏波野禪修中心幾乎每天傍晚都會爲我送餐。瓊·哈里法克斯也會每天來電或造訪。羅伯·懷爾德做雞肉花豆配白飯時，會爲我和玉光備上足夠的份量。有位名叫珍但我從未謀面的女士，會將精心製作的養生料理留在我家前門外。我的瑜伽老師蘇珊·弗希斯每週二會爲我做晚餐。大衛和馬克則會在週二晚上八點左右帶更多雞肉、薯條和酪梨醬過來。他們第一次來時，還帶了大衛剛烤出爐、熱烘烘的布朗尼蛋糕。我沒告訴他我們已停止攝取糖分，而是繞著這些蛋糕手舞足蹈了半小時後埋頭大嚼。有位廚藝不佳的朋友則請一位外燴廚師送了十二包冷凍雞湯過來，這樣我們肚子餓時隨時都能有熱湯可喝。我請蘇珊做她的美味肉丸，並連吃了好幾天。安會在某個週六帶自己做的烤雞過來；安妮帶過西班牙冷湯；翁潔帶過雞湯和無麩質麵包。玉光幾乎每晚都會過來共進晚餐。

這些食物永無止盡。有時我狀況不佳，吃不下任何東西，但總會有人留東西在我門外——一個籐編籃中裝著新鮮的杏仁和鬱金香，這些都是我的學生送來的禮物。

超過半年未與我見過面的訪客，在我開門時總是十分緊張。**她會是什麼樣子？像浩劫餘生的集中營倖存者那樣？**我瘦了快六公斤，但我瘦得起。事實上，體重減輕——以及其他附帶後果：像是不能再到處旅行、待在家哪都去不了——對我有好處。於是人們一見到我，臉色頓時變得輕鬆，「妳看起來不錯啊。」

「這得歸功於癌症，這是我的祕密美容療法。」不然我還能說什麼？**也許我臉色不錯，但其實每天都在活受罪。**

當我告訴一位朋友，我得取消六月的旅行計畫時，她這麼說：「噢，那妳就能看到妳的玫瑰開花了。」

我剛搬進這裡時，在倉促中種下幾叢玫瑰，之後發現自己把花園弄得一團亂。此地的六月氣候又乾又熱，我很確定這些玫瑰的樣子一定很糟。但我朋友說對了，當我在家待得夠久後，終於目睹了粉紅、鮮黃與紅色的花朵綻放。現在我有個眞正的玫瑰花園，眞是美極了。

有些日子，即使我累得什麼事都做不了，還是會走到屋外，把手指插進土中。這些花朵有的活著有的死去；酸櫻桃樹、桃樹、梨樹也接著開出粉白花朵。未摘的果實落在地上。沒有煩憂、沒有控訴，它們如此過完一生。

每天太陽都會爬上山頭，每夜土狼都會嚎叫。我愛我這一生，我愛它的一切。

＊＊＊

這位護送我、玉光和安妮來到一個小房間等待亞拉岡醫師的男士告訴我：「她想要的話可以去任何地方工作，但她承諾過要在這裡待上十二年。」他說得淚眼盈眶，頗為這位家鄉女孩驕傲。

玉光的化療療程還未結束，她戴著安織給她的紅色羊毛帽，這是她罹癌後唯一一次陪我赴診，她想見見這位醫師。

二十五分鐘後，亞拉岡醫師翩然降臨，這時間在這種大機構中還算快的。她身著時髦黑白雙色洋裝、絲襪和高跟鞋。年輕，可能才三十多歲，很漂亮，笑容滿面。她和我們一一握手，然後坐在對面一張凳子上。她要我們別叫她亞拉岡醫師，叫她杜西妮就好。她解釋說已和其他腫瘤科醫師會診過。「我們都同意——伊魯替尼看來是最佳治療方式。」

我點點頭說：「那就開始吧。」我已經開始喜歡她了，而我可沒時間能再浪費。

「我得去開處方箋，樓下的藥房也得訂藥。他們會把藥送到妳家。應該不用等太久。」

「我就直接開始服藥？就這樣？」**像感染時吃抗生素那樣？我費盡心力、密謀策劃，現在得到的就只是每天張嘴把藥服下？**

「是的。」

＊　＊　＊

幾天過去，藥還沒送來。我打電話給藥劑師，她發現還有些書面作業要先完成。「妳的收入來源是什麼？妳只有社會保險？」

我在情急之下說：「我有些積蓄。拜託，或者我先付第一個月的藥費？」

「不，事情不是這樣辦的。妳沒加入處方藥保險[3]？」

「我會加入，明年一月就去加。我去年的保險評估結果不夠好。不過等到十一月，我有一本書的版稅可能會進帳。」我知道那數目不大，但這時候無收入的事實讓我無比困窘。

「一筆什麼？」她不認爲這算收入，這對她來說完全不正常。「我再看看我們能怎麼處理。」

＊＊＊

下一次腫瘤科約診日的三天前，電話鈴聲響起。「嗨，娜妲莉。」我聽出是杜西妮的聲音。

「伊魯替尼還沒送來。」

「幸好妳還沒開始服藥。史密斯醫師和我在每月一次的血液學研討會上把妳的病例提出討論。他們實在太聰明了，幸好有他們在。他們不認爲妳得的是慢性淋巴細胞白血病。沒錯，妳在聖塔菲做的切片檢查顯示妳得的是這個，但我們怎麼知道妳身上其他部位的狀況？他們建議妳做一次正子斷層掃描，這樣我們就能知道癌細胞的確切位置與範圍。我們可以根據這個掃描影像再做幾次切片檢查。」

我聽得臉色發白。「幾次？」

「我也同意，幾次是太多了。這樣吧，等做完掃描我們再來決定好嗎？他們擔心妳可能也有淋巴瘤。」

什麼樣的淋巴瘤？正子斷層掃描？這次掃描甚至不是由放射醫學科，而是核子醫學科負責。

這次檢測將排在十一月四日星期二，而這些刺探研究都將使療程往後延遲。

＊＊＊

四日清晨六點半，蘇珊娜過來載我到醫院。她不是晨型人，但心地溫柔，而我在這次栽這麼個大跟頭之前卻從沒看出來。我們在公路上疾馳，抵達聖多明哥的普埃布洛族保留區（Santo Domingo）時，太陽才剛從廣闊的地平線上探出頭，接著又經過聖費利佩的普埃布洛族保留區（San Felipe）以及它碩大的賭場招牌。當我們接近阿布奎基，桑迪亞山脈（Sandia Mountains）進入視野之中。我要蘇姍娜轉述她在早餐吃吐司與乳酪配《紐約時報》時讀到的國際新聞，沒有一件是好事。

斷層掃描中心的接待員活力十足，我卻無法說服她將掃描結果傳眞給我在聖塔菲的醫生艾瑞卡，反而還得塡一堆表格並帶去另一個部門。

她告訴我們，掃描得花上兩個小時。她指向門外對蘇珊娜說：「穿過那裡去喝咖啡吧。」

我穿著棉袍，坐在一個很冷的房間等待。護士在我手上找不到能注射靜脈顯影劑的血管，大概上週抽太多血，血管都萎縮了。扎了三次之後我問：「拜託，能換個人來試嗎？」

她去找急救技術員。不久換了個人現身。兩次之後，針頭終於扎進血管。經過一個半小時讓顯影劑充滿血管中，我準備好進入這巨大的管狀機器了。

這位急救員問道：「妳想聽哪種音樂？」

「古典樂，麻煩了。」

她便將一具大耳機罩在我耳朵上。

接下來，當她沒有下達指示時，我能斷斷續續聽到音樂聲，但在巨大的機械裝置聲響下，莫札特聽起來就像盤子一遍又一遍被砸碎的聲音。

掃描終於結束，我飛快進了等待室。

蘇珊娜迎上前，「我都開始擔心了，已經過了三個小時。」

「我們離開這裡吧。」我們倆飛也似地跑出了醫院。

我們已經許久未曾進食。下了樓接近出口時，便向一位工作人員詢問有沒有推薦的餐廳。「在第十二街上，住宅區裡面。」

這家街頭小館正是午餐時段，卻只讓我們點墨西哥煎蛋餅，這是早餐時段的特餐。其中的菜豆蒼白無味，但能在這大城市中的外國僑民區嘗試新餐館還是充滿樂趣。

我注意到前門上貼了張告示：**所有特餐一律八折**。女侍送上帳單時我提醒她，她才給了我們折扣。

我笑了，知道循規蹈距而且臉皮薄的蘇珊娜大爲震驚。他們在該供應午餐的時段讓我們吃早餐的特餐，這已經夠離譜了。而我是個紐約客，就是樂於在她面前炫耀我的無所顧忌。

＊＊＊

第二天，十一月五日星期三，我在九點半這個比較像樣的時間，再次前往阿布奎基。安妮是個謹慎的駕駛，開在路上感覺就像以慢動作行進。不過反正我也不急著知道正子斷層掃描的結果。

杜西妮拿著我的報告走進來。安妮拿好筆和筆記本準備記下醫師意見。「……胸腰段脊柱、肋骨、胸骨、肩胛骨及骨盆顯示有代謝亢進活動，疑似有高惡性捲繞……淋巴結有顯著代謝亢進……」

這時，我神遊退避至內布拉斯加州某條荒僻的公路上，那是很久很久以前，另一段生命中的事。

有一會兒我又回過神，聽到我的骨髓正隨癌細胞起舞。「到處都有活動跡象，橫膈膜上方與下方躁動的淋巴結尤爲顯著……」

現在我回到公路上。**我想，我要停在下一個Conoco加油站，買條克拉克巧克**

力棒。他們現在還賣這玩意嗎？

「我們需要取得一份骨髓樣本。看這裡。」杜西妮在電腦螢幕的移動圖片中為我們指出發亮區域。不用多說——癌細胞簡直就是閃閃發光。「這些區域絕大部分在技術上很難取得切片，尤其是鄰近血管組織的地方。」她暫停一下，換上一張圖表。「可是這裡，我們通常透過胯骨取得骨髓切片，現在這裡也亮了起來，所以就能從這裡安全地取得切片。」

它們正要鑿穿我的胯骨。我終於開口：「好，我們必須現在就做。不是明天，不是下午稍晚。我無法再去想它。就是現在。」

她懂了。「有很多癌細胞。」接著便快步走出辦公室去安排切片檢查。

二十分鐘後，我靠右側躺。一位熟練的護士正在麻醉左胯骨，稍後會從這裡扎進一根針。她的語調令人安心。當針頭刺穿我的皮膚、肌肉、骨頭時，我放輕鬆與助手，一個小伙子聊起來。「跟我說說你家附近有什麼不錯的餐館。」

他說了幾個名字，都是墨西哥餐館。

「有別種館子嗎？」

「沒。從來沒去過其他餐館。」

「印度菜？義大利菜？中國菜？」

他搖搖頭。

護士說：「就快好了。」這意思是針已穿過骨頭，進入骨髓。

一分鐘後，我感覺到針頭抽了出來。「我弄好了。妳可以轉過頭看。」

我看到一罐液體。漂浮在罐底的東西看起來像是蕈菇剖開後露出的蕈褶。

那護士說：「有些人稍後會覺得痠痛，也有人不會。切片結果會在週五或下週一出來。亞拉岡醫師會通知妳。」

十分鐘後，傷口包紮好，我和安妮在大廳碰頭。

我不想立刻開車回家，我們便去格蘭德河大道上的 Bookworks 書店。往下隔著幾家店是個服飾店，我費力拖著腳步走過去，胯部痠痛無比。我買了件灰色喀什米爾羊毛衣和一件顏色明亮的開襟毛衣當作下週給玉光的生日禮物。

開車回家路上安妮與我幾乎沒開口說話。天色已暗，而我想盡可能拖延回到聖塔菲的時間。

玉光用力把門推開。「妳們怎麼這麼晚。妳們到哪去了？結果怎麼樣？」

我們站在玄關。安妮猶豫一下，然後從文件夾抽出檢驗結果說了起來。

我聽了好一會兒，脾氣突然發作，「我要上床睡覺了。」我將皮包和大衣往地上一扔，奔進臥房，甩上房門。

我躺在床上，仍能聽到她們的說話聲穿牆而來，說得頗爲激動但無法辨識內容。

過去六週，我經歷了一連串磨難——扎針、檢測、切片、點滴、掃描機器、無聊的等待室、硬邦邦的座椅、等待漫長的轉接電話時聽到飽的罐頭音樂。這一切簡直沒完沒了。**想想，小娜，想想。妳還能做什麼？**

曾經（那是十多年前的事了），在明尼蘇達州聖保羅一次打禪七期間，第六天晚上，我回到我的三樓小公寓，當時的我脆弱而不設防，我犯了個錯，在大廳拿了郵件上樓途中打開一封舊識的來信。信中某些內容讓我頓時勃然大怒。

那一夜在床上，我翻來覆去，怒火難消。**小娜，妳花了那麼多時間靜坐，可現在看看妳這樣子。趕緊打住。**但我就是沒辦法。

接著，當我還在怒氣中掙扎，我墜落到這團混亂騷動之下，落入一個徹底平靜而開放的空間。全身的肌肉立時放鬆。

這狀態持續了一整夜，持續到隔日一整天的禪修，直到深夜我們結束一切離開之時。

那天下午，我有個與師父單獨談話的機會，便將發生的事告訴他。他說：「那份平靜隨時可得。」

「但我是怎麼達到的？感覺我好像掉進一個洞裡。」我覺得自己掉入水中，往上浮起。

他聳聳肩，「當妳在掙扎，有時候有些事就會發生在妳身上。」

那天晚上在聖塔菲，我躺在床上，類似的事再次發生，但這次我就能理解了。在所有事物之下，我掙扎著想要生存、想活下來。而我放手不管，就這麼停止掙扎。不管我的骨髓發生了什麼事，那都已經在我體內。我什麼也做不了，讓這齣戲繼續發展下去就好。

* * *

星期五，我沒接到電話，這讓我鬆了口氣。這樣我就能輕鬆度過整個週末。**這次好好享受**。我不斷對自己唱著。這是我們上中學時在法文課學的歌，這首歌後來改編的美國版〈Que sera sera〉是由桃樂絲・黛（Doris Day）演唱。**不管將會發生，發生什麼**，歌詞就這麼縈繞在我腦中。

星期一上午十點，杜西妮來電了。我已準備面對最壞的情況，然而結果大出我的意料——骨髓切片顯示，我得的仍是慢性淋巴細胞白血病。「開始服用伊魯替尼吧。」

「藥還是沒來。」

第二天聯邦快遞把藥送來了。我簽收後，站在我家前門外的紅髮女子遞給我一個白色小盒子，裡面是個白色方形塑膠罐，上面有張白色標籤，用黑色字體打印著：娜妲莉・高柏。這是我的藥（drug），我的解藥（medicine）。一百四十毫克。每日口服三顆。處方開立人：D・亞拉岡。

我繼續往下讀：注意：聯邦法律禁止將此藥物交予處方箋開立對象以外之任何人。我喜歡這個開立對象。還是有人懂文法的。但有誰會想要這個？那意思不就是你也得了癌症。所以就算我想，也沒法把這些藥給其他人。但是，喔，我多想把這一切災難轉送出去啊。

你以爲我會立刻撕開罐蓋下的銀色封膜，丟三顆藥進嘴裡。但我沒有。我凝視藥罐內。那是白色的，上面以小寫字體印著ibr的大膠囊。

我覺得自己彷彿拿著炸藥。它眞的有用嗎？

我蓋回蓋子，將藥罐放進廚房一個抽屜，和一支捲尺、兩支蠟燭、一捆用橡皮筋套住的小卡片、三把鑰匙、一疊收據、一些迴紋針及三支未削的鉛筆放在一起。

然後我關上抽屜。

兩小時後，玉光走向我。「讓我看看那個。」我指向房間另一頭，「跟我來。」她牽起我的手。我打開抽屜，我們一起往裡看。「妳爲什麼不現在就吃三顆藥？」

我搖頭拒絕。我就是沒辦法。至少，還不是時候。

3 譯註：處方藥保險，美國聯邦醫療保險中的分類之一。加入此保險後，以此保險憑證，便可在購藥時依各人經濟狀況及所需藥物獲得金額不等的折扣。

15

溫蒂在我罹癌期間第二次從加州飛來。第二天，十一月十二日，她陪我一起去阿布奎基，來到杜西妮的辦公室。

我帶了份禮物給杜西妮的兩歲小孩——一個在安娜堡的學生送給我的橘色紙摺蝴蝶。它們實在太美，所以之前我一直不想打開。它們跨過新病人與醫師，一個紐約猶太老人與年輕三十歲的阿布奎基天主教女孩之間的裂隙，我試著建立這道關係。

我猜想杜西妮所過的人生：埋頭苦讀多年，住在父母家附近，婚後同樣住在婆家附近。她會給我看女兒的照片，我靠近看著照片，稱讚這戴著眼鏡，抬頭挺胸的小女孩。

我想像著，身為一個年幼女兒的母親，相對於她所獻身的艱難事業，其中的辛苦與喜悅。挽救生命時的絕望與希望、勝利與挫敗。在那小房間裡與病患初次見面時面對的恐懼與需求——以及，常有的，無能爲力。

我對杜西妮說出我對服用伊魯替尼的異議。最糟的情況會是，萬一它起不了作用，我們至少得等三個月才能知道——而這段期間，癌細胞已在暗中繼續成長。我們也討論了可能的副作用：噁心、便秘、腹瀉、肌肉疼痛及其他症狀。此外，用口服而不將伊魯替尼直接打進血液中，它就得經過我的消化系統。而我的消化系統並不太好。所以，它會不會燒穿我的肝臟和腸胃？

她仔細聽進我的意見，最後鼓勵我還是先試著服藥。她對我說了另一個病人的例子——一個大塊頭漢子，身上的腫瘤越長越大。服用這種藥物三個月後，奇蹟出現，腫瘤全都消失了。「當然無法保證會是這樣，但讓我們試試。妳身上帶著藥嗎？」

「有。在車上。」我答應她，離開後就會盡快服藥。

當你擁有極度渴望的東西，就要親身嘗試之際，你卻開始猶疑、抗拒。這就是我感受到的。無邊的未知在我面前現身——我害怕了。

溫蒂和我搭上電梯，它像個被遺忘的句子當中的破折號，我們從三樓來到一樓，走出自動滑開的大門，來到漫無邊際的停車場。這時是十一點五十四分。我必須在每天同一時間服藥。中午看來是個可行的時間。如果會造成什麼反應，我不至於熬上一整夜，此外我也不用一早醒來就面對它。

把那東西丟進我的身體，讓它們開始工作吧。

但我需要有個儀式。我們走向車子，停車位是用一塊草皮和一棵細長無葉的樹區隔開來。這地方派得上用場。

我跪下來，左掌心有三顆白色膠囊，旁邊有個水瓶。

首先，我對慢性淋巴細胞白血病說話：「你我共同生活了很長一段時間。」溫蒂悄聲說：「二十五年。」

「這夠久了。你必須離開。」這癌細胞從好久以前就出現，從我摯愛的老師往生後便成了我沉默的夥伴，一路蜿蜒潛行至今。它總是與我同在，而我還能向誰說這些話？

我搖搖頭，大聲說：「小娜，別再傷感。做妳該做的事。」

接著我舉起左手，對伊魯替尼說：「請幫助我。做你被創造出來該做的事。」

我將三顆膠囊扔進嘴裡，吞下幾大口水，緊閉雙唇，然後點點頭對溫蒂說：「走吧。」我們沿二十五號州際公路往北開一百公里回家。

我們的車一路行駛，我望向窗外，自問：**我會再經過這條街嗎，看見這道泥磚牆的斜影，感受十一月模糊不清的特色——不似十月的美或十二月可預期的沉重陰鬱——但十一月——還能再過一次嗎？**此刻，十一月對我來說，就是生與死之間的天平。

我希望那重量能夠轉移，再次移向對我有利的這邊。

貼近死亡

她終於揭開繃帶，看著鏡中的自己——一條長長的水平線延伸到腋下。她心想：我的乳房到哪去了？我不再是完整的了。

十一月十九日，我第一次吞下伊魯替尼五天後，我得知黎瑪．米勒，一位點頭之交以及同為慢性淋巴細胞白血病的病友，最近死於這種病的併發症。她也用過「哦鮪魚肥男」，但只做兩次療程就得退出並需要輸血。五十九歲生日那天，她獲准進入克里斯圖－聖文森地區癌症中心的加護病房，再也沒有活著出來。

每個人的癌症都不相同，即使它們擁有一樣的名字。但黎瑪的死感覺如此貼近，悲傷的巨毯籠罩著我、我的家以及我家所在的整條街。

我因身體狀況不佳，沒參加黎瑪的葬禮。聽說那天猶太會堂來了好幾百人。

我和玉光一週後參加了另一個小型儀式，地點是黎瑪家外面，在鎮南一塊視野遼闊的高地上。她曾要求將遺體留在禿頂山巔（Mount Baldy），這座高山從鎮上用肉眼就能看見，白雪覆蓋時更是明顯。她想用遺體餵養野生動物，但這不合法。於是只能用麥稈做成像個大籃子的棺材將她葬在後院。墓地是她男友用了一整夜在硬土地上挖出的兩公尺深墓穴。

現在那裡成了個大土丘，上面覆滿水晶、卡奇那木偶[1]、各色圍巾、一顆蘋果、一張劇場面具、玻璃珠，以及朋友留下的詩。墓地下端蓋著一張很大的中東地毯。今天的儀式沒有特別計劃，大家陸陸續續走出屋子，沿著小徑來到她的葬身之處。

我和玉光近傍晚時才走出屋外來到她的墓地，雲層很低，幾乎觸及遠方的群山。起風了。一陣冷風猛地竄進我的冬衣。小徑上立著幾十朵紅玫瑰，與此處的乾燥地貌形成強烈對比。細看之下，我們才發現這些玫瑰是人工仿造品，是她在電影道具組工作的男友種的。我以前沒見過他，此刻他正跪在墓地前端旁。我對他說：「謝謝你所做的一切。」

他點頭頭致意並說：「完成了；我們該往前走了。」

我看向玉光，她正抓著大衣領口，冷得整張臉都皺起來。她戴著一頂深藍色厚絨線帽，但我知道那對她來說不夠暖。失去頭髮後，怎樣都不夠溫暖。

這些與黎瑪有著各種連結的人們，為黎瑪的母親與兩位姊妹帶來的愛與支持支撐著她們。我們沒有在那停留太久。

車子的輪胎在如洗衣板一般顛簸不平的泥土路上跳動。我們開車回家的此刻，新墨西哥州令人覺得孤寂、原始、廣闊無垠，只是根植於我們生命的終極盡頭這一讓人痛苦的事實之上。

1 編註：卡奇那（kachina）是美國普埃布洛族原住民所信仰的神靈。

16

今天，玉光終於讀了她的日記給我聽，並讓我看乳房切除的疤痕。

首先，她讀的是一本綁帶記事本中的內容：

十天前，我的左乳房因爲有三公分的惡性上皮細胞腫瘤而遭切除。外觀上它完好無比，跟沒有反常跡象的右乳房一模一樣。我的疤痕很可怕，粉紅色、凹凸不平，癒合時拉扯著皮肉。我從此不再完整，失去自信，感覺每個人都盯著我瞧。理性的玉光說：這又不像少條腿或手臂。而且，這仍是我的胸部。我只是失去平衡，像隻單翼的鳥，失去飛行的能力。我一直以爲自己能夠承受最殘酷的事，像是逃家、哀悼自殺的丈夫、失去一段重要的感情。但這次不一樣。手術後我覺得很無助，能仰賴的只有醫生與護士的善良。

把自己弄下床，走去五步外的廁所變得很困難。我得拔掉心律及氧氣監測器，帶著預防血栓的腿部支架和點滴過去。我如廁次數頻繁，需要幫助。珍娜．蘇，我的夜班護士（我私下都叫她拉契特護士[2]）不喜歡我按叫人鈴。我住的是特殊病房（但非加護病房），每個小時都有人前來查看。但除非我按鈴，否則我很少見到她。我得等上好一會兒，這位蘇護士才會老大不情願、氣沖沖地走來。我發現自己會不斷道歉，然後帶著恐懼入睡，深怕她可能會對我做什麼或下什麼藥。是藥物讓我變得這麼疑神疑鬼嗎？

當我以爲自己因心律不整而需要多待一晚時，我想自己辦理出院，和那些迴避我失去乳房這事實的醫師與護士大吵或懇求讓我出院。我一向健康，從來不看醫生。我八年沒照過乳房X光片。最後一次的X光片上非常乾淨，我是靠著自我檢查才發現那塊東西的。他們稱之爲可觸知腫塊（palpable mass）。

她終於揭開繃帶，看著鏡中的自己——一條長長的水平線延伸到腋下。她心想：我的乳房到哪去了？我不再是完整的了。

「身體的痛倒沒什麼——真正的痛在於情緒。每一次我看著疤痕，它就提醒我：我有癌症。它會復發嗎？它會帶著我害怕的任何疼痛或痛苦回來嗎？」

現在她解開襯衫釦子。她泡澡或淋浴時我曾短暫一瞥，但她現在正式袒露在我面前。我屏住呼吸。我該皺起臉嗎？我能表現支持的態度嗎？

它看起來很糟，像是胸前被砍了一刀似的。幾年前，我看過那幅蒂娜・梅茲格（Deena Metzger）大膽而美妙地在乳房切除疤痕上刺青的著名海報。這看起來不像那海報。我立刻開始憎恨她的外科醫師。而她左腋下翻起的那片皮膚是怎麼回事？

「哦，看得出還在癒合。」我建議她用維生素E油。我伸出手觸摸那道疤，接著再觸摸她僅剩的乳房。

2　編註：玉光將這位護士戲稱爲小說及同名改編電影《飛越杜鵑窩》中，對待病人苛刻的反派護士角色 Nurse Ratched。

17

那是十二月初，進入我服用伊魯替尼的第三週。我有個絕妙的點子，就是在玉光做完最後一次化療後，我們一起逃跑——倒不是要逃避任何事情——去佛羅里達州度假一週。我們發現這計畫行得通，沒有任何事能絆住我們，於是我們這就去了。

我穿了件舊泳衣，上面潑灑著藍色花朵圖案。玉光十分疲憊，手術之後，她對穿泳衣一事心中仍有芥蒂。每天她都坐在屋前青翠草坪旁的花園中，讀著大法官桑妮雅・索托梅爾（Sonia Sotomayor）的傳記。

我舔著甜筒，一顆心在泳池與海洋之間擺盪。我彎身吻她。「再親一下。」她舔著嘴唇，想再嘗一次冰淇淋的滋味。她得的是雌激素受體呈陽性反應的癌症，女性荷爾蒙會促進癌細胞繁殖，因此醫師囑咐避免食用乳製品，糖分與單一碳水化合物也包括在內。它們會滋養癌細胞。我也有同樣的飲食禁忌，但不管了，我就是想吃甜筒。

內心深處，我因爲她無法開懷大吃而悲傷。我沒見過任何人比以前的玉光更能吃——包括我那大啖奶奶所做薄餅的胖老爸，以及我那愛吃加油站重複加熱食品的朋友艾迪，這兩個男人可都是大塊頭。我至今仍爲她的小小身體竟能消化這麼多食物而大感震驚。

她喜歡手上正在讀的傳記，這本打開的書此時書背朝上放在腿上，她在陰影中閒適地看著一個個漫步經過的度假家庭。有個小男孩留著一頭金黃鬈髮。有個女孩拖著一支球拍。有位爺爺抱著一個用淺色毯子包裹的嬰孩。偶爾她會用手背遮擋強光，抬頭看向南方的柔軟雲朵。她嘆了口氣說：「美國眞是漂亮的地方。任何地方都——」這時她想起了童年，「——我可以死於這個癌症了。」

我來到觀景泳池，看著大西洋的海浪在附近碎裂開來，以及遠方永無止盡的地平線。我赤著腳，低頭看向水中，感覺到身體出現了某種移轉——倏然出現一個小空間，純粹的喜悅同時擴散穿透全身。***有可能嗎？伊魯替尼發揮作用了？***二十一天後，它累積了足夠的力量。每顆膠囊中的粉末，經過多年的研究與思考、實驗，現在讓這一切得以實現。伊魯替尼得勝了。

但我什麼都沒對玉光說。

這股能量持續了一整週。我們來到邁阿密機場準備搭機回家的早上，我輕快地在手扶梯上跑動、躍上階梯，登機報到時，沉重的行李箱對我來說只是個小玩意兒，我隨手就扔上傳送帶。

玉光趕上來時說：「娜妲莉，妳看起來像瘋了一樣。妳還好嗎？」

我只揚起嘴角，什麼也沒說。**眞的發生了嗎？**我守口如瓶，不想因爲開口而破壞這一切。

但我感覺充滿生機。身上的細胞因爲這剛上市一年的新藥而再次活躍。當我教寫作班的學生用嶄新角度表達他們對於母親、性愛、吐司以及初嘗酪梨滋味所想說的一切時，這個國家東部的研究人員多年來不眠不休創造出截斷人類體內製造癌細胞的途徑。謝謝你們、謝謝你們。謝謝我之前從未表達過謝意的你們。

18

當我回到家，我在佛羅里達感受到的勃勃生氣降到谷底，彷彿從來不曾存在，就像個破碎的夢。或許那是我在南方陽光下產生的幻覺？

我每隔六週會去看一次腫瘤科醫師，每次都要做可怕的血液檢測。我的血看起來還好，但那又怎樣？去年秋天也很好，結果還不是有了一堆癌細胞。

我預定明年二月要再做一次正子斷層掃描，以確認藥物是否發揮作用。所以，這個冬季的第二個月中登場的大檢查將會讓我得知真相，這讓我全身上下既恐懼又滿懷希望。

我無止盡地幻想，要是掃描結果說我的身體乾淨了，那接下來要做什麼。我會鑽進鍾愛的老車——那輛擁有寬敞座椅與渦輪增壓引擎的富豪旅行車。我將遊遍漫無邊際的空曠中西部，在小巧、失落或有時看似可疑的城鎮停留。這些地方是我的猶太基因不允許我接觸的美國黑暗面，但也映照出我自身無邊無際的空虛。我也想像過帶玉光去看加州的大南灣（Big Sur）海岸，沿著太平洋邊緣的高聳峭壁一路行駛，這片巨大的水域會延伸到日本，那也是我計劃前往之地，我將尾隨十七世紀偉大俳句詩人松尾芭蕉的足跡，走一趟奧之細道。喔，我還有好多計畫。我要去巴黎，再看一次莫內的〈睡蓮〉，去雙叟咖啡館喝熱巧克力。接著回到美國，沿著緬因州崎嶇的海岸線，再去一次紐約州艾爾蒙區（Elmont）看爺爺奶奶的墓地。開車去長島的尖端，在棕色的大西洋海水中游泳。去薩格港（Sag Harbor）的卡尼歐書店，那裡有賣我的九年級英文老師克里曼提先生的詩集。

我要去看芝加哥藝術學院，要去底特律的希臘餐廳吃飯，去伯明罕第一次親眼目睹國立民權博物館。還要去華盛頓特區看菲利普美術館，接著去沃斯堡的水之庭園，街角有家鋪紅格子桌布的漢堡店，同時再去一次這城市同一條街上的三家美術館：艾蒙・卡特美術館（Amon Carter）、金貝爾美術館（Kimbell）、現代美術館（Modern Art）。我會一家走過一家，深深吸一口從二公里外的畜欄吹來的風。然後走奧勒岡州海岸線、西雅圖、溫哥華、米爾溪市（Mill Valley）圖書館，以及綠谷田園禪修中心（Green Gulch Farm Zen Center）的萵苣田。我要展開快樂的無癌雙臂，擁抱整個宇宙。

我截斷這些川流不息的思緒。目前還不知道檢查結果會是如何，我什麼都不知道，事實就是如此。

而在期待之外，恐懼在一個更原始的角落狂飆，無法控制地竄過全身。無論冥想、瑜伽、按摩、深呼吸，都無法讓它平息。我能做的就是承認它的存在，明白它是與生俱來的。畢竟在身爲動物的層次上，我們想要的就是生存。

二月十七日就是正子斷層掃描的決戰日。在我焦躁不安、緊張不耐地等待這天到來時，我畫了兩幅自畫像。每次作畫前，我會望進水槽上方的鏡子，對手上的筆說：「畫漂亮點。」然後我會畫下草圖。我畫得很快，接著會把畫板放在桌上，低頭看著畫紙。瀕臨憤怒、歇斯底里、瘋狂——那是我嗎？那不是我在鏡中看到的，然而紙上卻有個更不加修飾的眞實回瞪著我。

我抓起畫筆，沾上顏色如豌豆湯的淺鎘綠顏料，塗在我的眼白上，將它們換成令人驚駭的顏色。我在煩憂、受挫的顴骨部位塗上紫色，在微張、詫異的嘴部塗上淡粉紅色，頭髮塗成橘色條紋，再用枯枝當作背景。

一週後我試著再畫一幅自畫像。漂亮這個詞對我的手來說，不在它的字典裡。我只能接受自己臉上未經修飾的情緒。生命是沉重的，而我就活在其中。

我每天中午吃三顆伊魯替尼。同時我仍過著正常生活：剪頭髮、針灸、與米莉安和蘇珊娜共進午餐、洗牙、跟道斯鎮來的朋友尙恩・莫菲閒聊，我甚至去市區的蘭席克劇院參加一場關於詹姆斯・鮑德溫（James Baldwin）[3]作品的對談。但不管我做什麼，我只爲一件事而活：服用這些膠囊三個月後的結果。如果它們無效，那麼癌症就會得寸進尺——我則更貼近死亡。

這天終於到來。蘇珊娜用她的黃色汽車載我下去阿布奎基。前一夜我根本睡不著。我的肌肉疼痛，頭痛從左眼蔓延開來。我們一路開車經過綿延數十公里的灌木蒿看起來乾枯而荒涼。沒有積雪，只有光禿禿的土地。

一如往常，癌症中心檢驗室的技術人員找不到血管。不太熟練的她試了兩次之後，我要求換個人。代替她的是個面無笑容的年輕人，順利將放射性糖漿注入我的血管。這具瘋狂的大機器便在我的身體像傳送帶上的火腿進進出出時，拍下一張張照片。

做完掃描後，我回到等待室，找到蘇珊娜，我們直接開車回家。我剛走進前門，就脫下衣服任它們落在地板，接著鑽進被單裡。現在剛過中午。我躺在那裡，盯著天花板度過這天剩下的大半時間。

原本的安排應該是隔天就去見杜西妮看掃描結果。但上週癌症中心打電話來，將我們的約診時間重新排在本週五，也就是掃描的三天後。

我試著向來電的女士解釋，延長等待時間會造成多大的壓力，但她只唐突地說：「我很抱歉。」就這麼掛上電話。

我憤慨地立刻回撥。但這改變不了任何事，我只能再次接受這一切不在我的掌控之中。我的競爭對象可是巨大的美國醫療產業體系（稍後我才知道，杜西妮對更改約診時間的事一無所知）。

因此，正子斷層掃描後的隔天，我安然享受著不知結果的狀態。我有一整個星期三和星期四可以一無所知地晒太陽。某部分的我明白裁決已經出爐——無論我的體內發生了什麼事，那都已經發生了好一陣子。到了星期五，我的理智將面對身體作出的表現，亦即它在這幾個月服用伊魯替尼後所產生的反應——或沒有反應。

因此，在仍不知情的星期三下午，我將一幅畫中的車子塗成綠色——我不再畫自畫像——而這輛車又慢慢轉變成藍色。我預計將這幅畫叫作**向加州致敬**，因爲這幅畫是我在加州帕羅·奧圖（Palo Alto）的朋友海倫家中畫的。那是一輛美國汽車公司（AMC）大使系列（Rambler Ambassador）的老車，有個輪胎已經沒氣，每次我去拜訪她，都會在附近某戶人家的車道上看見它。之前我就想畫它，但草圖總畫不好。就在我幾乎放棄時，某天早上我起個大早，穿著睡衣，帶著無比堅定的決心，走到那裡畫了張新草圖。雖然這草圖仍不完美，但我抓住了它的神髓。現在，過了好多個月，我終於要爲它上色。

電話鈴聲響起，是我的初級健保醫師艾瑞卡。她的聲音充滿活力：「娜妲莉！」我緊抓著畫筆，知道她已拿到我的檢查結果。我曾把她的傳眞號碼給了核子醫學部門，但忘了這回事。如今我的心臟在胸中劇烈跳動。

她說：「結果很好，很好。」

「告訴我！快說！」

「看看妳能不能聽懂。」她讀起報告，「『骨骼中的多發性新陳代謝活動明顯減少』。」

「這是好事嗎？是好事嗎？」

「等等。聽著，『前述之代謝過盛淋巴結活動業已消除』。」

我在顫抖，斷斷續續聽到：「『已無躁進現象……已無病理性腫大』。」

「艾瑞卡，告訴我——到底是怎樣？」

「小娜，結果非常、非常好。這種藥眞是奇蹟。癌細胞已經不見了。」

「眞的？眞的？」

「妳去見腫瘤科醫師的時候會聽到完整報告。她會對妳解釋。小娜，恭喜了。」

「太讚了！」我像女牛仔一樣高聲尖叫。我們掛了電話。

窗外，在我的畫桌上方，長長的山楊樹影跨過圍籬。我站起來，雙臂環胸，接著又抓起話筒。

我先打給玉光：「我沒有癌症了。照片沒有亮點。我沒法說話。過來吧。」

然後我幾乎打給認識的所有人。在每一通電話中重複剛才那通對話中最關鍵的頭兩句話，接著說：「我得掛了。」接著再打給下一個人。打完電話後，我先在工作室中來回踱步，接著擴大到整間屋子，走了好幾分鐘。最後我只穿一件薄T恤，搖搖晃晃走進後院，在冰凍的果樹群間自言自語。

幾天後我畫完那輛大使汽車。這輛車巨大、肥碩、幾乎就要傾倒。我把畫名改成幸福。

＊＊＊

星期五，知道結果的我與安妮開車下去見杜西妮。她被小女兒傳染，得了重感冒。

「她老爸、她奶奶、她爺爺，全都中了。」杜西妮解釋道：「我們不能不抱她、陪她睡覺或親她。」她戴著一個白色面具以保護病人，因此蓋住通常表情豐富的面孔，但說話時眉毛仍不時聳起、落下。我能感覺到她對檢查結果相當滿意。

她提醒我，雖然檢查結果很好，已無癌細胞的跡象，但慢性病症狀仍在。「總有一天，」她說，「癌細胞會找出辦法繞過伊魯替尼。」我仍須繼續服藥以維持目前的狀況，沒人知道這種藥的效力能持續多久。一年、兩年、三年？這種藥還算很新，而且每個人的癌症狀況都不一樣。

她告訴我，那位分析過成百上千份掃描的放射科醫師還記得四個月前的檢查結果，她也不敢相信這份新的掃描。我的體內原本充滿癌細胞，現在卻已沒有病理性腫脹症狀。

我自己也不敢相信。就好像我被死亡綁架，一把利刃在頭上不斷搖晃，但突然間我又飛回家中。我對伊拉克戰爭的退役軍人完全能夠感同身受——這樣的轉變實在太過突兀。

我應該能再恢復正常，彷彿我的生命中心不曾被炸出一個大洞。

---

3 編註：詹姆斯·鮑德溫（James Baldwin, 1924-1987），美國作家，生於一九二〇年代美國紐約哈林區，是哈林文藝運動晚期最具代表性人物。作品有小說《喬瓦尼的房間》《向蒼天呼籲》等。

19

接下來幾週，我花了很多心思回想我的爸媽，回想自己年輕的時候。我父親背負寂寞的方式，就像其他人背負皇室身分或背負對運動的熱愛。他的寂寞巨大、遼闊而坦然。他坐在寂寞之中，從未嘗試打破這咒語，從未奮力闖出它的邊界。它從未攫住他，因爲他從未反抗，從未否認它在完整人性中的一席之地。即使在家族聚會中，在餐桌上與來自紐約布魯克林區的所有血親共處時，他仍舊身在個人的海洋中。

我父親正面迎向生命中的這個眞相，他因此而帶著權威感、彷彿充滿智慧——也因此令人困擾。人們怕他，也怕他所說的話，因爲他無所畏懼。彷彿他對生命的預期都已發生；他不再爲什麼事辯護、維持體面、作個有分量的人物。

我不確定他是怎麼走到這一步，但縱觀我的一生，他確實對我影響很大。我想要那樣的自由。或許去參戰，或被猶太教正統派的父母逐出家門，或是經歷集中營解放日——在那裡，人命竟如此一文不值——而這塑造出他陰沉的猜疑心、他的戒慎恐懼，但這也創造出一種有人味的獨立性格。我記得小時候在瓊斯海灘看過（中學時有可能成爲游泳冠軍的）他，用自由式游出泳客可活動的最遠範圍之外，游進那片廣袤兇險的鹹水之中。

我母親正好相反。她無法面對自己的憂傷，從未試著轉過身，看看追逐自己的究竟是什麼。她每天進出各家折扣商店，在短衫中尋求平靜，在她中意的連身裙、鞋子或桌布中尋求幸福。誰能以此責備她呢？世上沒有通往應許之地的指南。這女人承受著痛苦——巨大的失望吞沒了她，而我全看在眼裡。失望的推力越大，她奔向長島上充滿希望的全新折扣大賣場的速度就越快。她腳踩油門，在溼熱的夏天開著車窗，不管開多長距離都不嫌遠。

她的悲傷所爲何來？我能列出一長串陳腔濫調。她聰明，但家中無人想過讓她上大學。她喜愛色彩、圖案、織紋，但唯一的出口只有商店裡無止盡貨架上的成衣。她眞正愛過的男人，住在隔壁的艾迪．史密斯，戰爭結束回家後拋棄了她。她在情場失意時遇見我父親，當時他在灣岸區我伯伯山姆破落的屋外，坐在吊床上。

而我外公外婆在同一區租了間避暑小屋。說到底，什麼才是愛？就是你在某人身上認出同樣的寂寞，或者是擺脫寂寞的希望。

我便在我父母身上看到這古怪的連結，他們可算是那種最不登對的伴侶之一。她想找個有錢人；而他只要有兩條短褲替換就開心。她只在乎別人的想法；他則從不在乎別人的需求。但我現在才懂了從前不明白的地方。在人生的樂曲中，他們控制彼此，相互壓抑。他們並不快樂，但我父親的空虛，正好讓我母親無法實現的平靜有了去處，就像扣上的鎖。一邊纏向左方，一邊纏向右方。他們便以這種方式找到彼此間的平衡。

星期二凌晨三點，我窩在被子裡睡不著，聽著枯枝拍打窗玻璃，以及床頭桌上不停歇的時鐘滴答聲，試著追索自己的人生並找出其中的意義，我明白了自己的細胞中背負著他們的痛苦，並透過我達成和解。現在我的父母在哪裡？死了。我將往哪裡去？死亡。

我要怎樣用最佳效益過完剩下的日子？

我是誰？快，快，不要思考，父母生妳之前，妳的本來面目爲何？整個大地在

此之前從未聽過一次禪宗心印，這是一個能揭露眞相的謎題。這個兩難處境仍在持續。當腳下之地被抽走後要如何生活：不再有母親或父親、不再有能量或青春、不再有萬無一失的夢、不再有健康。

窗外的風猛烈吹襲。日頭飽滿高懸天際。過去兩小時內我已塗了三次護唇膏，乾燥得看不出一點下雨的可能。

這天稍早我參加了一堂談威廉・福克納（William Faulkner）[4]的小說《八月之光》（*Light in August*）的課。不管他寫了什麼、不管他活得有多苦惱、不管他得過什麼獎，他仍舊已經逝去。我們當然會記得他，但是，威廉・福克納到哪兒去了？

---

4 編註：威廉・福克納（William Faulkner, 1897-1962），美國小說家、詩人及劇作家，曾獲一九四九年諾貝爾文學獎，爲美國文學史上最具影響力的作家之一。

無窮無盡，宛如河流

沒錯，一個作家就該這樣死去，寫到最後一刻為止。於是八十六成了讓我充滿希望的數字。無人知道自己的死亡哪時會來；我還記得片桐老師某年十二月在禪堂所說的這句話。

來到羅馬時，任何曾經主修英文的人，只要心智正常，就一定會去那座非天主教外籍人士專屬的新教徒墓園（Via Caio Cestio）。約翰．濟慈（John Keats），二十六歲英年早逝的浪漫主義詩人葬在這裡，謠傳說他至死仍是處子之身。珀西．雪萊（Percy Shelley）[1]也葬在此處。

大學畢業四十二年後，我走在墓碑行列間尋找濟慈，〈希臘古甕頌〉（*Ode on a Grecian Urn*）再次讓我全身感動起來。入耳之韻甜美，未聞之韻／更甚……汝，靜默之形，揶揄吾人遐思／一如永恆。

當我放上一顆小石子，並說謝謝你時，我青年時代對文學的真摯熱愛又回來了。我不只遇見濟慈，也再次見到年輕的娜妲莉。

再往前走。我聽過這麼一個傳言，說是詩人格雷戈里．柯索（Gregory Corso）[2]的人生終點也在這裡。一九七〇年代，我上艾倫．金斯堡（Allen Ginsberg）的課時見過他一面。我還在報上讀到，他生前最後幾個月是由女兒照顧，在明尼蘇達州聖保羅市、這個密西西比河畔古板拘謹的中西部城市度過。這真不像瘋狂的柯索。

走過墓碑與義大利柏樹的行列，我找到雪萊的墓地。接著，從某個古怪角度的正前方，我看到柯索的墓碑。他女兒最後將他的骨灰帶來葬在此處。

柯索在十七歲時，成為紐約州防衛最嚴密的柯林頓監獄中最年輕的囚犯。他的三項罪名是：為參加婚禮偷了套西裝、在他老師的辦公室過夜，以及最後一根稻草——偷了台烤麵包機。這牢房的前任住客是黑手黨老大「幸運」・盧西安諾（Lucky Luciano），他也是二次大戰時指引同盟國由西西里島進攻義大利路線之人。而盧西安諾把他的書全留了下來。

在那間牢房裡，柯索發現了雪萊。當他轉向詩歌的道路，也同時拯救了自己的生命，因此，他一直希望能葬在心目中的大師、這位浪漫詩人附近。

我唸出柯索墓碑上的文字：

心靈
即生命
流淌過

我的死亡
無窮無盡
宛如河流
無懼於
成為
大海

我還能說什麼？柯索的詩已道盡一切。

1 編註：珀西．雪萊（Percy Shelley, 1792-1822），英國浪漫主義詩人。與濟慈年齡相仿，兩人雖無太多交集，但在濟慈病逝時，爲其寫下著名的輓歌〈天主〉（*Adonais*）。他的妻子是寫下《科學怪人》的瑪麗．雪萊。

2 編註：格雷戈里．柯索（Gregory Corso, 1930-2001），美國詩人，垮派文學運動開創者。

20

三月一日，星期日，是片桐老師的二十五週年忌日。玉光和我在下午三點去聽了一場日本著名小提琴家宓多里的音樂會。我們的座位離舞台很近。她的體型嬌小但氣勢驚人。我看她穿著一件黑白雙色短袖連身裙，在台上前後彎身、左右搖擺。音樂彷彿來自她的臀髖與雙腿，像是小提琴在演奏她似的。琴弓上有條細弦啪地一聲突然斷了，垂落下來，但她並未停止，而是與小提琴繼續演奏，徜徉在舒曼的音樂之海中。

我想著我的老師，他已往生二十五年。這是一段很長的時間。我怎會這麼幸運？他每星期六早上和星期三晚上講課——大多數時候我都沒聽懂他在講什麼，但我用身體一飲而盡。當他於六十二歲往生時，我們在禪堂伴著他的遺體靜坐三天，我的身體也接納了這些，但我就是無法接受他的死亡。

四個月前，就在我接受麻醉，準備作支架手術前，我悄聲說，謝謝你，然後我看到自己年輕的身體紋風不動坐在禪堂的窗邊。看看他爲了將禪宗帶到美國——放下戰爭，以及廣島、長崎、麥克阿瑟將軍——明尼蘇達州這個湖邊的白色房間所作的努力。而我又在這裡幹什麼？

早在大學藝術史的課堂上，當教授放映明尼蘇達州特殊建築的幻燈片——有路德維希·密斯·凡德羅（Ludwig Mies van der Rohe）設計的投資者多元服務公司總部（IDS building）、路易斯·蘇利文（Louis Sullivan）設計的奧瓦通納市國家農民銀行（National Farmer's Bank）——我還爲此特別寫了筆記。那時我還不知自己會成爲怎樣的人或往哪裡去，但已知道自己的命運與明尼蘇達州相連。

在此之前我從未用過「命運」這個詞。那是什麼？是你想找出一條道路、一個地方、讓自己一步一腳印前進的飢渴所凝結成的力量。翻轉你的內在；顯露你的本質，以及造就你的一切。

如果這些關於命運的說法爲眞，那麼癌症就是我在這條路上的盟友。它將我遠遠推出我所知的任何邊界之外。它將我扔進恐懼之池，將我剝光，退回到野獸般的生存狀態。我有辦法面對生與死的極端對立，然後另找到一處立足之地嗎？

* * *

淚水滾落玉光的臉頰。舒曼是她最愛的作曲家之一。

她的頭髮慢慢長了回來，非常非常短，看起來就像小鴨的絨毛。她覺得很不自在，不知道自己戴著一對大耳環的樣子又潮又時髦。

演奏會結束後，我們步行穿越聖塔菲廣場，有個高大英俊的二十來歲男子從玉光身後追來，邊倒著走邊對她說：「不好意思，」他頗害羞但語調堅定，「我只是想告訴妳——我喜歡妳的髮型。」

玉光的臉剎時亮了起來，說道：「謝謝你。」我看得出，她對自己的美再次有了信心。

癌症教我學會什麼？等我死時我能活到幾歲？我不知道。我先設定在七十五歲，然後又決定改爲八十六歲。

就在這個夏天，我在接受點滴治療時從廣播中聽到，身爲禪修老師及寫作包括《雪豹》（*The Snow Leopard*）等多本書籍的作者彼得・馬修森（Peter

Matthiessen），在某個週六以八十六歲高齡往生。下週一，他生前最後一部小說就要上市。這部小說是關於他對奧斯威辛集中營的理解以及尋求心理平靜的掙扎過程。幾年前，在一次禪七營期間，我曾與他在那座集中營外的鐵道旁相對而坐。**沒錯，一個作家就該這樣死去，寫到最後一刻為止**。於是八十六成了讓我充滿希望的數字。**無人知道自己的死亡哪時會來**；我還記得片桐老師某年十二月在禪堂所說的這句話。

21

我和玉光現在已和癌症隔岸相望——至少現在如此。但它回歸的可能性仍舊陰森地籠罩著我們。同時，我們發現兩人之間開始變得疏離。我們各自照料自己的癌症時沒什麼問題，但現在卻不知如何共處。她已經成了個陌生人。

我們會找些事來做，像是共進晚餐、看電影，或去散個步。我們聊得不多——我們共處時向來都不多話，但在從前，我們之間的沉默帶著重量，充滿情感與信任，令人心滿意足。現在它卻像是我們每走一步都會踩碎的薄餅。

同時我也知道，好好地來一次交心懇談並不會有用。這從來就不是我們的互動方式。我覺得孤獨而悲傷，卻再也沒有力氣或靈感來調整我們的關係。我心想：**我們正在分崩離析，眼睜睜看著自己與對方分手，但無論誰對此都無能為力**。表面上我們的舉止一如情侶，但泥土下，我們的根在探尋著彼此。

某個週六清晨，她為了破冰，拿出一個小盒子，那是給我的禮物。我打開來，是一副從聖塔菲廣場的高檔觀光紀念品店買來的，挺別致的綠松石夾式耳環（我從沒打過耳洞）。

我在新墨西哥州住了四十年，擁有的綠松石這輩子都用不完[3]。我不想要這個。

我試著戴上。看起來很糟。我心想：她完全不了解我。

我拿下耳環，遞還給她。我勉強自己咬著牙說：「妳能拿去退嗎？」

她垂頭喪氣地說：「可以，買的時候我問過，他們可以接受退貨。」

「嗯，不管怎樣，還是謝了。」我的語調冷得像冬天時屋外的門把。

她看著我。如果眼神能當刀用，我當場就被千刀萬剮了。

* * *

兩天後，我醒來時，感覺到一波幸福的浪潮。我沒來由地想著：我要來烤隻雞。這主意太棒了。馬鈴薯、紅蘿蔔、沙拉。我沒去想：喔，這樣會很不錯。我只管一個接一個步驟進行——去買雞，然後照奶奶教我的方法，抹上紅椒粉、大蒜、鹽和胡椒醃一會兒。廚房充滿烤肉的香氣，我邊剁著萵苣葉邊哼歌。

我請玉光過來用餐。一小時後我聽到有人在敲前門。她走進廚房，「聞起來好香。」她走向餐具架，拿下兩個盤子，抽出刀叉，以我們兩人在罹癌之前養成的舊習慣擺好餐桌。

晚餐好了，我們坐下埋頭大吃。

「這肉眞是多汁，」我們一邊吃著，玉光一邊說，「我喜歡今天的餡料。」

晚餐後我們放鬆下來，轉移到另一度空間——一個在我們之前奮力掙扎或討論時都沒發現的空間。我們的身體必須從恐懼、從之前所經歷的猛烈攻擊中轉移出來，這是不能催逼也無法操控的。

癌症讓我學會的就是，我無法掌控任何事。

眞是的，這我以前早就學過了——墜入情網就是這麼回事。那令你目眩神迷的深色頭髮、注意到某人羞澀神情的瞬間，都能讓你輕易進入這個境界。我們若眞要找回彼此，就得放手，順著迂迴的道路前進。我們的意志在此全無用武之地。

---

3 譯註：新墨西哥州是美國的綠松石四大主要產地之一。

22

春季尾聲，我和玉光去愛爾蘭進行了一趟去年便計劃前往，但因故取消的健行。我們興致勃勃但又備受挫折，像兩個乍出黑牢便走進陽光下的囚犯。我們撐得下去嗎？這不是團體旅行。我們想要兩人獨行，便透過溫哥華一家公司提供地圖並預訂住宿旅社。只有我們倆，沒有其他熟人，沒有我們認識的任何愛爾蘭人。我們計劃於愛爾蘭行程結束後，再飛往英國約克郡（Yorkshire）的谷地國家公園（Dales）健行。這趟出遊幾乎要花上一整個月。

我們踏上滿布石礫的小徑與起伏的丘陵出發，隨著步伐前進，我的髖部開始疼痛，接著換成左肩。每次感到疼痛，我都以爲是癌症又回來了，而痛覺又會將恐懼放大。

第三天清晨，我開始恐慌，「我們犯了大錯。我們得立刻飛回家。」但我們沒這麼做，而是等待那家溫哥華公司爲我們安排的計程車過來，帶我們到通往海濱的十一公里長健行步道的起點。昨晚下了場大雨，現在空中仍飄著毛毛細雨。

步道起點是個冰冷陰沉的地方。我們在濃霧中看到前方有個路標。我穿著一件粉紅色雨衣；玉光跟在後面，穿著灰色南美式披風。外套裡面我們都嚴實地裹著保暖羊毛衣。

我們來到一個邊緣長滿刺藤的大水坑前。我打算沿著邊緣繞到對面。在我走到一半時，聽到巨大的水花潑濺聲。我轉頭便看見玉光四腳朝天倒在水坑中央。

我倒抽一口氣說：「妳沒事吧？發生什麼事了？妳要往回走嗎？」

她抬起身子，甩甩身上的水說：「不用。我們繼續前進。」

我大步前進，面帶微笑，心想，*我真愛這女孩*。從這時候起，情勢平衡起了變化。不管再有任何恐懼或猶疑，我只管對自己說：*別理它，小娜*。我也真的做到了。

第二天，我們搭了艘老漁船前往艾蘭群島（Aran Islands），然後頂著強風走八公里路來到預訂的民宿。每天早餐我都吃愛爾蘭麥片粥，它讓我得到滋養，似乎安定了我那過度興奮的腸胃。我們拍照、和當地人閒聊。我讀了一本從美國帶來的小說，是安德魯·霍勒蘭（Andrew Holleran）的《悲愴》（*Grief*）[4]。這本書讓我重新沉浸在悲傷裡，它提醒了我，不管我和玉光現在多快活，過去十四個月的生命中所承受的重擊依舊如影隨形。

最後一天上午，我們來到戈爾韋郡（Galway）的康尼瑪拉（Connemara），這裡都是高山，鮮少植被。甚至連計程車司機見自己帶我們來到什麼地方時都倒抽了口氣。我們得從這裡爬上這座陡峭的山，接上一條小徑後才能通往山的另一邊。沒有房屋，舉目所及什麼都沒有。只有一些零星四散的綿羊與山羊。

我從後座慢慢下車。「你確定是這裡沒錯？」

他點點頭，「地圖的方向指示是這裡沒錯。」

我們做了幾次深呼吸。計程車調頭沿著石頭路開回去了。

我和玉光對望一眼，接著抬眼看向斜坡。我聳聳肩，認命地說：「這裡也不錯。」其實我從沒爬過任何能算陡峭的山。接近山頂處應該有座紀念聖方濟的小禮拜堂，傳說他曾路過此地。

我們終於到了原本看似山頂之處，發現這不過是個隆起的小丘，斜坡仍在往上延伸。我的小腿發疼，但現在已不能回頭，也沒什麼值得回頭——身後只有一整片滿布石礫、空曠遼闊的景觀。面前則是層層堆疊的鋒利板岩，我們必須保持平衡，一次一步，從腳下這一塊踏上另一塊層疊的岩石。

汗珠流下臉頰，我們終於來到真正的山頂。傳說中的禮拜堂在這裡，我們在禮拜堂外的小祭壇旁癱倒在地。

我打開背包，和玉光津津有味地大嚼堅果和葡萄乾，累得連帶來當早餐的麵包都沒吃。

「我要祈禱。」玉光拖著身子來到祭壇前。管它是什麼宗教？走了這麼遠，我們隨時都準備謙卑地拜倒在地。

她祈禱完後，我腳步踉蹌地跪下：**請讓我的生命延續。鳥禽、自然界及窮人的守護者聖方濟。請賜給我生命。**

下坡路比上坡更陡峭難行，我的雙腿開始顫抖。

往下走時，一隻小羊穿過面前的小徑，我邊走邊看牠——結果雙手雙膝重摔著地。板岩割破了我的褲子。

「妳還好嗎？」玉光尖叫道。

「應該沒事。」我的膝蓋有道割傷，左手掌嚴重擦傷。現在手邊沒有繃帶，沒有手機，四下無人，無法治療。

我們搖搖晃晃走完剩餘的下坡路，來到一堵高大的鐵柵門前。我們得爬過去。我先把背包丟過柵門。

我試著抬腳，但受傷的膝蓋沒法抬高。這時一個念頭穿過腦海：**這就是妳向天主教聖人祈禱的下場**。我再試一次——站在接近頂端的柵門橫欄時，我先抬另一邊膝蓋。這次成功了，接著我抬起整個身子翻過柵門另一邊。

眼前是條杳無人煙的長長泥土路。地圖顯示往前還有二十多公里的路要走。走了五公里後，我們聽見遠處傳來車聲。我心想：**不要，我的膝蓋還能走完**。但當那輛白色小車駛近，我飛快抬手揮舞。那輛車在我們旁邊停住。

「上車。妳們要去哪兒？」

「眞是巧了。平時我從不走這條路，但我妹剛打電話來，要我幫她去學校接小孩。」我們一路顛簸前進時，他重複說了兩次這件事。

我們對他說了我們從哪來，以及剛剛翻過有小禮拜堂的那座山頭。

「那地方保持得還好吧？那是二十五年前我跟另一個人一起建的，花了我們好大工夫。所有工具裝備全得靠我們自己扛上去。」

我坐在後座，抬起傷腿橫放在座椅上；我靠向前說：「是你建的？就是你？」

「是我跟另一個傢伙。」他搖著頭說，「當然啦，那時我們可年輕多了。」我靠回後座倚著車窗。這老聖人真的聽到了我的祈禱，我輕聲說：**謝謝你**。

4 譯註：安德魯・霍勒蘭是散文兼小說家艾瑞克・葛柏（Eric Garber）的筆名。《悲愴》是二〇〇七年美國圖書館學會石牆同志圖書獎的文學類得獎作品。

23

結束愛爾蘭的行程後，我們飛去玉光曾居住過的英國約克郡。我們在著名的谷地國家公園附近一家民宿住了一週——這裡有起自北邊湖區、長達數公里並穿越整個國家公園的步道。我們每天外出，健行到沃夫河（River Wharfe）畔的各個小鄉鎮。

在英國時，憂鬱在我身上扎了根，擴散到四肢百骸，敗壞我的血液，使我變得虛弱。我對此大惑不解。怎麼回事？我現在不正悠遊自得，享受著美好時光？即使到了五月，英國的風仍能穿透我的羊毛外套。我們走過十字旋轉門、柵門、大門及農田。在我左側的這條河流過岩石，蜿蜒穿越鄉間，就像一幅柯洛（Jean-Baptiste Camille Corot）[5]的畫。有細瘦的樹、朦朧的新葉、籠罩在深黑色枯死橡樹的陰影中。他們有條法律，甚至寫進大憲章裡，說是人民可在私人產業上行走，自由穿越柵門與田野。我們漫步時便偶爾會與一對伴侶或一群愉快健康的老人錯身而過。

現在是羊群的產季。走在牧場小徑上，總能看到零零散散的綿羊正在生產，剛出生的羔羊小到能放進小背包裡。當我們順著一道彎路繞過三塊巨石——看哪！一隻小黑羊，剛迸出媽媽體內，站在我們的路徑上，傻愣愣地，一動也不動。這柔軟脆弱的小東西，這膽怯猶疑、純淨無瑕的甜美景象令我無法動彈，劃破我沉重的心。我的憂鬱在這景象的光芒下立刻消失無蹤。

第二天清晨，憂鬱再次將我淹沒。這次我沒再恫嚇自己並與它搏鬥，同時盡可能攫取並製造任何痛苦的回憶。我只是放任不管——於是，將近中午時它便消融於無形。

隔天清晨，同樣情況再次出現。我從禪修中學過，不要執著，不要往意識中添加材料。就讓整個世界、所有一切通通過就好。我得把這一套重新挖出來。

最後一天，我們大膽租了輛車——英倫風格，方向盤在右前座，我們美國是在左邊。在狹窄的鄉村小路上，一切都改到了相反方向。我們一大清早駕車衝出旅館，我的直覺開始運轉。我凝望著青翠的原野和石牆，興高采烈之際，車子不覺斜向（錯誤的）道路右側。剎時間，一輛銀色賓士大車迎面而來。我憤怒地按著喇叭，心想：*靠左邊走*，接著又一念閃過：*別在意，小娜*。那輛賓士車速度慢到我能看見車內那對夫婦張口結舌的表情，對我的傲慢一臉不敢置信。他們大概在想：*一定是美國人*。

我們開到一小時車程外的哈沃斯（Haworth）去參觀那座牧師公館，也就是勃朗特姊妹（Brontë sisters）[6]的故居。這個家中有三位成員英年早逝或夭折，她們的母親死於癌症，兩個姊姊死於斑疹傷寒。她們的牧師父親將三位家人葬於教堂的家族墓地。倖存的幾個女兒用寫作撫慰心靈，經常與她們的兄弟共同創作狂野、有時幾近瘋狂的奇幻故事。最後文字風格漸趨成熟的三姊妹，圍坐家中餐室的橡木餐桌旁，埋頭勤奮地創作自己的故事。晚餐後她們會繞著餐桌走，對各自的作品發表評論。三姊妹除了圍坐桌邊寫作之外，幾乎未受過正式教育。這幾個故事最後成爲艾蜜莉的《咆哮山莊》（*Wuthering Heights*）、夏綠蒂的《簡愛》（*Jane Eyre*）、安妮的《艾格妮絲·格雷》（*Agnes Grey*）及《荒野莊園的房客》（*The Tenant of Wildfell Hall*），全是舉世知名的小說傑作。在彼此的陪伴下，她們的創作生活開花結果，而鄰近這片野性未馴的土地則成了靈感來源。

我和玉光站在原地望進餐室，久久不動，注視著那張餐桌。我這輩子都在教人寫作修行，在小團體中鼓勵人們排出固定時間寫作。而我覺得，正是這幾位從五歲起至離世為止，每天晚餐後圍坐桌邊筆耕不休的年輕女子發明了寫作修行。此處的這張桌子，正是十九世紀初期這一切的起點，我彷彿被催眠了。

之後，我們在屋後的沼地健行，走了好幾公里路，一直走到三姊妹常去的那座瀑布。

沼地上的所有路標都用英日雙語標示。日本人不但在學校裡研究勃朗特姊妹，更遠赴地球另一邊的這個島國來致上敬意。

前頭有一群巴黎來訪的中學生，約有三十人，並有監護人陪同。在一條小溪渡口，他們停下吃午餐。我們趕上之後坐在另一邊。他們離開後，我們看到兩個學生留在原地，用人生初次體驗的激情開始親熱。

兩個法國學生離開後，這片文學荒原上只剩我們倆。我們接著爬上更陡峭的山坡來到狂風吹拂的威森斯山頂（Top Withens），這裡有座廢棄農舍，此地正是艾蜜莉的《咆哮山莊》中恩蕭家的所在——再往前走，便是凱瑟琳與希斯克里夫相遇之處。

勃朗特姊妹鍾愛的兄弟勃恩威爾[7]，在他妹妹以筆名發表的小說出版一年後突然過世。之後不久，艾蜜莉與安妮都得了肺結核。艾蜜莉從此未再踏出過牧師公館，於一八四八年十二月過世，得年三十歲。

安妮渴望試著前往海濱療養，便在艾蜜莉過世數月後，與夏綠蒂一同前往史卡博羅（Scarborough），於二十九歲生日後四個月在此地過世。爲免父親承受再失去一位家人的悲痛，夏綠蒂將妹妹葬在海濱的教堂墓園，獨自回到哈沃斯。

夏綠蒂生前又出版了兩部小說。她嫁給父親的助理牧師，不到一年後便在懷孕初期過世，得年三十八歲。派崔克．勃朗特[8]比他的妻子及所有孩子活得都久，於八十四歲過世。

我問了周遭的人。哈沃斯公立學校沒讓學生讀本地知名作家勃朗特姊妹的作品。在愛爾蘭也一樣：有人告訴我，那裡的學生不讀詹姆斯．喬伊斯（James Joyce）[9]。這是個古老的故事：我們對近在眼前的偉大崇高視而不見。我們總是渴望另一個故事、渴望著其他地方。

我已六十七歲，比起勃朗特姊妹多活了許多年。六十七是段很長的時間。我有多幸運啊。

---

5 編註：柯洛（Jean-Baptiste Camille Corot, 1796-1875），十九世紀法國巴比松派畫家，以抒情風景畫聞名於世。

6 譯註：勃朗特姊妹（Brontë sisters）即十九世紀英國文壇著名的夏綠蒂、艾蜜莉及安妮·勃朗特三姐妹。此故居即爲其父之牧師公館。

7 譯註：勃恩威爾（Branwell Brontë, 1817-1848），在勃朗特家成年的四個孩子當中排行第二，是夏綠蒂的弟弟，艾蜜莉與安妮的哥哥。亦是當時知名的作家與畫家。

8 編註：派崔克·勃朗特爲勃朗特姊妹的父親。

9 編註：詹姆斯·喬伊斯（James Joyce, 1882-1941），愛爾蘭作家和詩人，二十世紀最重要的作家之一。代表作包括短篇小說集《都柏林人》、長篇小說《一個青年藝術家的畫像》《尤利西斯》等。

24

那天晚上，我坐在窗邊的椅子上眺望山谷。玉光躺在床上正在讀書。我問她：「妳知道自己得了癌症時，有想過自己就要死了嗎？」

直到這一刻，我們從來沒敢提起這話題，儘管它始終在我們周遭盤旋不去。她從書中抬起頭來：「我想要能活多久就活多久。我會爲此擔心。但重點是，你沒法知道答案——而我們差點就失去了妳。我這一生只祈禱過三次。其中一次，就是在妳的白血病可能轉變成其他形式那時候。」

「眞的？」我的喉頭哽住，試著消化這段話。**我差點死了**？當然，那時我也知道，只是我盡可能地把這念頭壓了下去。

「妳的骨灰想放哪裡？」我問道，「我想都沒想過要問——就以爲妳想火葬。」

玉光在床上坐起來說：「我當然要火葬。不過，如果我死了而且只剩骨灰，誰還在乎要放哪裡？」

「我在乎。我還沒法決定我的骨灰要放哪裡。或許灑在明尼蘇達州片桐老師禪堂附近的峭壁，他的一部分骨灰就灑在那裡。妳可以讓朋友把骨灰帶去不同地方。妳可以在遺囑上預先指定，甚至留點錢來支付這些交通費用。我想放一部分在烏茲塔克（Woodstock）的藝術家墓園，在米爾頓・艾弗瑞（Milton Avery）的墓地附近；一些放在長島最前端，傑克森・波拉克（Jackson Pollock）下葬的地方。那地方美得不得了，貝蒂・傅瑞丹（Betty Friedan）跟漢娜・威爾克（Hannah Wilke）也在那裡——」

「漢娜・威爾克是誰？」玉光警覺起來，「我的骨灰要在妳旁邊。」

「她就是那個用黏土捏塑陰道模型的女性主義者。然後是道斯鎮的猶太墓園，或是烏波野禪修中心——如果他們開始撥出地方當墓地的話。另外一小部分跟我家人一起放在艾爾蒙區的希伯來墓園，那在貝爾蒙賽馬場附近。」

「妳要放的地方還眞多。」

「或許也放在巴黎、優勝美地國家公園——實在很難選要哪一個。去它的，我不想死了。」

「妳的朋友會被妳累死。」我們同時放聲大笑。

我們在罹癌期間談得很多的是我們的遺囑。瞧不起我們的人——排除在外；曾在門外留過烤雞的人，就放進遺囑。曾經有一度，因爲郵差在同一天內送來三封超棒的信，我差點決定將所有資產留給美國郵政署。

愛吃麵但如今不能再吃（因爲含碳量過高）的玉光，宣布要將名下房地產留給曼哈頓東區一家她常光顧的麵店，好讓他們能爲遊民提供食物。

然後我們想著：有沒有遺漏了什麼？我們倆都沒在工作，這下子癌症雙胞胎可要餓肚子了。

10 譯註：米爾頓．艾弗瑞與傑克森．波拉克是美國現代畫家，貝蒂．傅瑞丹是作家及女權／民權運動者。漢娜．威爾克是多媒體藝術家。

25

八月十三日。新墨西哥州阿比丘區的孩子今天返校開學。我爲這些被塞進教室一排排課桌後方的孩子感到傷心。他們本該享用一個完整的夏天、享受綠蔭、夜裡尋找蟋蟀、赤著腳、穿短褲和條紋T恤、湖水拍打肌膚、冗長的慵懶無聊、拿根棍子戳進土裡。這些夏日時光是否都成了逝去的幻夢？我不在乎。所有人都應該體驗沒有野心、沒有目標的時光，眺望廣闊的天空、黃昏時的峭壁。

今年夏天，我常從聖塔菲獨自開車出行，到五十分鐘車程外的阿比丘湖游泳。我會自己一人到這鄰近帕德諾山（Cerro Pedernal）的水邊縱身而入。這座在西班牙語中意爲「燧石丘」的平頂山，是喬治亞・歐姬芙（Georgia O'Keeffe）[11]在一九四○年代經常入畫的主題——她的骨灰就灑在山頂。它窄而寬的平頂向東延伸，看起來像個巨大的擁抱。這時我本該在寫書，但查馬河（Rio Chama）上的水壩已將河水注入沙漠中這個粉紅峭壁旁的天藍湖泊，我無法置身事外。夏天就是水——和游泳的季節。

我直到現在才明白，能在七、八月的長島海灘攀著爸爸的肩膀、漂浮在碎浪之上度過這麼多時光，實在算得上是種特權。而今年夏天，經過與癌共存的一年後，我比以往更想親近水。

現在將近傍晚，我穿著仍溼的泳衣，搖下車窗一路開回家。我流暢地把車停進勃德百貨店的停車場，這是這一帶唯一的商店，甚至早在四〇年代歐姬芙來到新墨西哥，本地年輕人叫她歐姬芙小姐的時候就在這裡了。這家店是雜貨店與小餐館的結合，販賣釣魚器材、風景明信片、遮陽帽、防曬油等物品。前門外高高堆起的是二十五磅重的大包裝葵瓜子，人們會拖著這東西拿回家餵野鳥。

停車場後方，在棉白楊樹的廣闊樹蔭附近有間漆成白色的小屋，招牌上寫著：弗洛斯蒂先生麥芽酒、奶昔、甜筒。另有兩根杆子掛著一條橫幅寫著：德瑞冰淇淋。我喜歡這個商標。而「**我不該吃癌症禁食清單上的東西**」這念頭電光石火地閃過腦際。但我這個唯一的客人仍往前走向窗口，點了一球奶油核桃、一球咖啡口味，用紙杯裝。我付了四塊五毛錢——如果你在高級義式冰淇淋店吃過，就知這價格還算公道。

我拿著白色塑膠匙坐下，挖著吃起來。它夠冰也夠紮實，表示在我吃完之前還不會融化——而我不想立刻把它吃光。

我吃下一小口；我想要它的滋味盡可能持久。奶油核桃口味、淺黃色、充滿核桃味，這一球穩穩站在深棕色的咖啡口味上方。普魯斯特[12]和他的瑪德蓮小蛋糕[13]對我毫無影響。他的甜點連結到過往，這冰淇淋則讓我落回感受強烈的當下。除此之外我還會想去哪兒呢？

這一刻，我將死亡的眞相當作我的優勢、我的槓桿、用來切入這美味當下的刀鋒。還剩多少？只有一次送入嘴裡的這一小匙，這是四十年來在這「魅惑之地」[14]最棒的一個濡溼之夏。

少了奶油核桃風味主導後，咖啡口味讓我大爲驚艷。我準備好了，絕不後悔。我吃完剩下的每一口冰淇淋。

我完全不擔心卡路里。這個下午、這個星期四、這個照耀著蒼白土地與棉白楊綠葉的太陽、遠方那座青色的平頂山，這個如同佛陀所教導，滿懷樂趣、短暫而勇敢的一生，這是我美好無比的生命。

11 編註：喬治亞．歐姬芙（Georgia O'Keeffe, 1887-1986），美國藝術家，被譽為二十世紀的藝術大師之一。

12 編註：普魯斯特（Marcel Proust, 1871-1922），法國意識流作家，著名作品為《追憶似水年華》。

13 編註：普魯斯特在作品《追憶似水年華》中，描寫主角吃了母親給他的瑪德蓮蛋糕和茶，混著蛋糕屑的熱茶觸及他的上顎時，童年記憶浮現腦海，過往時光彷彿歷歷在目。記憶心理學家將這段藉由味覺和嗅覺而觸發鮮明記憶的過程，稱為「普魯斯特現象」。

14 譯註：魅惑之地（Land of Enchantment）。美國每一州都有個以地理特色而起的別名。新墨西哥州則因豐富多變的文化與地理景觀而得此名。

後記

我喜愛的所有畫家當中，皮耶．波納爾（Pierre Bonnard）[15]是我的祕密心頭好，是那種即便只是眼角瞥過，我也能一次又一次辨認出來的畫家。

你無法將他的作品銘印在記憶中。相反地，他的畫會像波浪穿透你。色彩之上還有一層層色彩。我在其他畫家的訪談中，見過用這種情緒式表達來敘述他的風格。問到影響他們的源頭時，他們說了幾個名字。接著採訪者提到波納爾，喔，沒錯，沒錯，當然有他。

他終於與自己長年的繆思女神瑪爾瑟結婚數週後，他的人體模特兒兼情婦芮妮．曼查蒂自殺了。幾年後，他畫了一系列瑪爾瑟在浴缸中的畫，畫中通常是裝滿水的深浴缸。那些畫雖然很美，但看似某人斜倚在石棺中的畫面，也令人心頭發毛[16]。他的晚期室內畫乍看有種對家庭生活心滿意足的印象，但仔細檢視，畫面中暗示著不安，缺乏存在感，情緒上缺少完整的人性。波納爾其實是以繪畫這種媒材表達沉默的哀悼。

我不曾造訪波納爾的墓地。但曾二度——一次在巴黎，一次在舊金山的榮耀宮藝術博物館（Legion of Honor museum）——觀賞他於一九四七年過世前一週所畫的最後一幅作品〈杏花盛開〉（Almond Tree in Blossom），光線飽滿，開滿白花的樹幾乎占據整幅畫布，彷彿就要升空，簡直可說是光彩奪目。

日本禪師臨死之際，會在臨終時刻寫下最後一首詩偈。波納爾在最後一幅畫作中也作出類似的表達，展現出他光明的心。面對那個大哉問——當死後的世界近在門前，該如何活下去？——的時候，波納爾答道：讓花盛開。

---

15 編註：皮耶・波納爾（Pierre Bonnard, 1876-1947），法國畫家和版畫家，「那比派」（Nabis）繪畫大師。

16 譯註：因爲當年芮妮・曼查蒂便是在浴缸中自殺。

慈心頌

以下是我在第二章引述過的慈心頌（由梅莉・史考特〔Maylie Scott〕根據《慈經》改寫的版本）。

願我平安、慈愛及安詳。
願所有眾生平安、慈愛及安詳。
願我身體安適，感覺座下與腳下的大地，背脊挺直，享受呼吸的一起一落。
願我能瞭解並親近自己的身心，無論是何種感覺或情緒，平靜或激動、疲憊或精力充沛、煩躁或友善。
吸進呼出、吸進呼出，時時刻刻，覺知生起與幻滅。
願我能傾聽並仁慈迎向我的不安與苦惱。
願我能留意並對自身的喜樂與安康滿懷感激。

願我能直率坦誠地面對他人。

願我能以同情與理解接納他人。

願我能以平和而體察的信心迎向他人的痛苦。

願我憶念菩薩之慈悲；她的千手千眼，她的即知即行。

願我能爲自己，爲他人，持續耕耘這片和平之地；堅持、細心、全心投入，不計成果。

願我了知我的平和與世界的平和同一無二；了知世界的平和乃是我們行事正直的結果。

願一切眾生平安、喜悅及安詳。

誌謝

謝謝妳，蘇珊．弗希斯，長達一年多的時間裡，每週二爲我送晚餐；感謝烏波野禪修中心的成員，在我罹癌期間餵養我，並基本上有求必應；感謝珍．史丹柏格，在我門外留下小盒包裝、精心規劃的養生料理；感謝羅伯．史崔爾和蓋瑞．麥卡菲將新鮮出爐、塡塞滿滿餡料的感恩節火雞及所有配菜、醬料，塞在後車廂一路從阿布奎基帶到這兒來；羅伯還曾在我門外留過一籃來自他家樹上的完美春季杏仁。米拉白．史達，謝謝妳的燉羊肉；感謝伊莉莎白．傑柯布森表姊不時用快遞送來的熱騰騰烤肥雞；感謝翁潔．柴姆斯的特製牛尾湯；感謝瑪莉．費特的派，還有艾迪．路易斯的辛苦遞送，以及陪伴我作切片檢查和他對我在各方面的支持；感謝爲我送餐的「廚房天使」[1]；感謝凱蒂．阿諾堅持要我出門走動，即便只是沿著馬路散步，還有她所帶來與四歲女兒梅西一起製作的冰沙；感謝馬克．利托和大衛．葛德納的布朗尼蛋糕，以及臨時應我要求送墨西哥菜晚餐上門；感謝羅伯．懷爾德的自製家常雞肉與花豆；感謝米莉安·莎岡的有機南瓜料理；感謝瓊·貝克聘請邦妮·林奇做的家常速凍雞湯；感謝邦妮·保羅——我永遠忘不了她的烤肋排；感謝蘇珊·約克的檸檬塔。我知道以上某些部分聽起來像是美食盛宴，但十四個月需要吃非常多餐，而且食物永遠都很重要。謝謝你們、謝謝你們、謝謝你們。

特別要感謝溫蒂·強生、蘇珊娜·紀堯姆及安妮·路易斯對我的貼身照護以及自始至終的支持；感謝我妹妹蘿米·高柏在電話中對我的支持與寄來的禮物；感謝瓊·哈里法克斯幾乎每天都來看我，以及永遠願意作我的後盾；感謝元山·昆奈爾為我裝好電腦，才能讀新墨西哥大學醫學中心的檢驗報告；感謝卡蘿·蘇特在照顧病危的姊姊露絲·艾爾布萊希·蘇特的同時，仍舊持續進行尖端醫學研究；感謝艾瑞卡·艾略特醫師每天早上針對我的病情寫電郵鼓勵我；感謝安·費里默在我首次掛到新墨西哥大學醫學中心腫瘤科時陪我看診；感謝米雪兒·赫弗好幾次臨時應我要求陪我去腫瘤科看診；感謝尚恩·莫菲和譚妮亞·卡塞爾為我在道斯鎮辦了場最完美的六十七歲生日派對；感謝瓊·蘇哲蘭與我之間的多次長談，以及她的茶道儀式及器材。

我也要對馬克・雷尼克醫師、派蒂・史迪威爾、茱莉亞・卡麥隆、比爾・艾迪生、賈桂琳・衛斯特、李柏・歐布萊恩、露絲・薩波拉、馬克與艾瑞絲・凱爾茲、艾莎・葛瑞爾、塞斯・弗里曼、卡洛琳・艾爾賓、維琪・白金翰、潔寧・羅斯與麥特・韋恩斯坦、蘿蓮・齊安喬、琴・萊瓊、卡蘿・芮森及派崔克・弗萊尼根致上深深的謝意。

特別要感謝針灸師山迪・坎松與雪芮妲・霍爾。

謝謝妳，瑪麗絲・麥斯納，願意在手術前與我無止盡地討論。

感謝我親愛的學生陶樂蒂亞・曼多薩、潘・古斯塔弗森、邦妮・莎密安鐸、亞梅莉・馬塔斯、萊德・芬尼根、賈絲婷・凱廷巴赫、夏琳・狄米克、凱文・穆爾、莎拉・羅區、凱洛琳・安東尼奧以及更多無法一一列舉的人：你們的支持眞的帶給我很大的幫助。

特別感謝珊卓・戈德曼與桑妮雅・里爾維克爲我帶法國的寫作閉關。

大衛・麥唐諾，謝謝你爲我引介張州，他的中文翻譯爲我帶來極大幫助。

感謝梅珀・道奇・陸涵之家，我在此寫下本書初期草稿，還要感謝芭芭拉・薩林與史蒂芬・羅斯，十二月時我在這兩人家中校讀最後一稿。

史黛拉・瑞德，感謝妳以優異的技巧和聰慧將這批瘋狂拼湊起來的手稿打成電子稿。

非常感激溫蒂、蘇珊娜、米雪兒、艾迪、卡蘿、約翰・狄爾爲我讀本書的初期草稿。

謝謝你，我多年的達摩兄弟及現在的經紀人史考特・艾德斯坦，你的熱烈參與幫助我確立本書的方向，也是感情豐沛的你以清晰、明智的決斷，將本書交由香巴拉出版社（Shambhala）發行；還有香巴拉出版社的珍妮佛・厄本－布朗，感謝妳精確的最終編輯成果，也感謝所有不斷產出精美好書的香巴拉的同仁。

感謝曾經幫助過我的，可見的與不可見的眾生，如果我在此有所遺漏，我的心沒有忘記你，還請見諒。

---

1 譯註：廚房天使（Kitchen Angels）是新墨西哥州的慈善團體，專爲年長、罹病或生活發生變故而不便自炊或外食的人士提供免費送餐服務。

附錄

延伸閱讀

- 《不眠之城：奧立佛・薩克斯與我的紐約歲月》（2018），比爾・海耶斯（Bill Hayes），心靈工坊。
- 《寫，在燦爛的春天》（2016），娜妲莉・高柏（Natalie Goldberg），心靈工坊。
- 《心靈寫作：創造你的異想世界（30年紀念版）》（2016），娜妲莉・高柏（Natalie Goldberg），心靈工坊。
- 《療癒寫作：啓動靈性的書寫祕密》（2014），娜妲莉・高柏（Natalie Goldberg），心靈工坊。
- 《狂野寫作：進入書寫的心靈荒原》（2007），娜妲莉・高柏（Natalie Goldberg），心靈工坊。
- 《一茶三百句：小林一茶經典俳句選》（2018），小林一茶〈Kobayashi Issa〉，台灣商務。

- 《謝謝妳跟我說再見》（2018），朱全斌，有鹿文化。
- 《嘯風山莊》（2017），艾蜜莉·布朗忒（Emily Brontë），遠流。
- 《都柏林人》（2017），詹姆斯·喬伊斯（James Joyce），聯經出版。
- 《芭蕉百句》（2017），松尾芭蕉（Matsuo Basho），聯經出版。
- 《尤利西斯》（2016），詹姆斯·喬伊斯（James Joyce），九歌。
- 《當愛比遺忘還長》（2016），朱全斌，有鹿文化。
- 《巴黎之胃》（2016），埃米爾·左拉（Émile François Zola），聯合文學。
- 《簡愛》（2016），夏綠蒂·勃朗特（Charlotte Brontë），台灣商務。
- 《八月之光》（2015），威廉·福克納（William Faulkner），聯合文學。
- 《追憶似水年華》（2015），馬塞爾·普魯斯特（Marcel Proust），聯經出版。
- 《心塵微光：生命故事書》（2014），鄭美里主編、王淑珍等作，開學文化。
- 《遠離非洲》（2013），伊薩克·狄尼森（Isak Dinesen），紅桌文化。
- 《第二性》（2013），西蒙·波娃（Simone de Beauvoir），貓頭鷹。

- 《濟慈名著譯述》（2012），約翰・濟慈（John Keats），九歌。
- 《迷宮中的戀人》（2012），陳雪，印刻。
- 《艾格妮絲・格雷》（2011），安・白朗特（Anne Brontë），好讀。
- 《傷心咖啡館之歌》（2010），卡森・麥卡勒斯（Carson McCullers），大田。
- 《包法利夫人》（2006），古斯塔夫・福樓拜（Gustave Flaubert），高寶。
- 《奧賽羅》（1999），威廉・莎士比亞（William Shakespeare），聯經出版。

心靈工坊 PsyGarden
Holistic 130

直到死亡貼近我

Let the Whole Thundering World Come Home: A Memoir

作者—娜妲莉・高柏（Natalie Goldberg）
譯者—巫聿文

出版者—心靈工坊文化事業股份有限公司
發行人—王浩威　總編輯—王桂花
特約編輯—巫芷紜　責任編輯—饒美君
封面設計—黃昭文　內頁排版—李宜芝
通訊地址—10684台北市大安區信義路四段53巷8號2樓
郵政劃撥—19546215　戶名—心靈工坊文化事業股份有限公司
電話—02）2702-9186　傳真—02）2702-9286
Email—service@psygarden.com.tw　網址—www.psygarden.com.tw

製版・印刷—中茂分色製版印刷股份有限公司
總經銷—大和書報圖書股份有限公司
電話—02）8990-2588　傳真—02）2990-1658
通訊地址—248新北市新莊區五工五路二號
初版一刷—2019年2月　ISBN—978-986-357-143-8　定價—340元

國家圖書館出版品預行編目資料

直到死亡貼近我 / 娜妲莉.高柏著 ; 巫聿文譯. -- 初版. -- 臺北市 : 心靈工坊文化, 2019.02
面 ;　公分. -- (Holistic ; 130)
譯自 : Let the whole thundering world come home : a memoir

ISBN 978-986-357-143-8(平裝)

1.白血病　2.病人　3.生活指導

415.635　　108000548